国家卫生和计划生育委员会"十二五"规划教材
全国高等医药教材建设研究会"十二五"规划教材
全国高职高专院校教材

供康复治疗技术专业用

人体形态与机能实验指导

主 编 陈 尚 倪月秋

副主编 胡小和 陈宝琅 袁海华

编 者（以姓氏笔画为序）

王会霞（河南推拿职业学院）　　　　陈宝琅（菏泽医学专科学校）

刘　娜（沧州医学高等专科学校）　　胡小和（长沙卫生职业学院）

刘艳荣（黑龙江护理高等专科学校）　秦　迎（山东医学高等专科学校）

纪　中（哈尔滨医科大学大庆校区）　袁海华（常州卫生高等职业技术学校）

李玉芳（沈阳医学院）　　　　　　　倪月秋（沈阳医学院）

李东禄（平凉医学高等专科学校）　　涂开峰（黄冈职业技术学院）

宋鸣子（江苏建康职业学院）　　　　韩中保（盐城卫生职业技术学院）

陈　尚（苏州卫生职业技术学院）　　穆庆梅（大庆医学高等专科学校）

人民卫生出版社

图书在版编目（CIP）数据

人体形态与机能实验指导 / 陈尚，倪月秋主编 . —北京：
人民卫生出版社，2014

ISBN 978-7-117-19812-7

Ⅰ.①人… Ⅱ.①陈…②倪… Ⅲ.①人体形态学 – 实验 –
高等职业教育 – 教学参考资料②人体生理学 – 实验 – 高等
职业教育 – 教学参考资料 Ⅳ.①R32-33②R33-33

中国版本图书馆 CIP 数据核字（2014）第 232851 号

人卫社官网　www.pmph.com	出版物查询，在线购书
人卫医学网　www.ipmph.com	医学考试辅导，医学数 据库服务，医学教育资 源，大众健康资讯

人体形态与机能实验指导

主　　编：陈　尚　倪月秋
出版发行：人民卫生出版社（中继线 010-59780011）
地　　址：北京市朝阳区潘家园南里 19 号
邮　　编：100021
E - mail：pmph @ pmph.com
购书热线：010-59787592　010-59787584　010-65264830
印　　刷：北京市卫顺印刷厂
经　　销：新华书店
开　　本：850×1168　1/16　印张：8
字　　数：220 千字
版　　次：2014 年 11 月第 1 版　2014 年 11 月第 1 版第 1 次印刷
标准书号：ISBN 978-7-117-19812-7/R·19813
定　　价：19.00 元

打击盗版举报电话：010-59787491　E-mail：WQ @ pmph.com
（凡属印装质量问题请与本社市场营销中心联系退换）

　　实验教学是人体形态与机能学教学过程中的一个重要环节。为了更好地上好实验课,帮助康复治疗技术专业的学生掌握人体形态与机能学知识及操作方法,为后续课程和专业技能打下良好的基础,我们编写了这本《人体形态与机能实验指导》。

　　人体形态与机能学实验内容包括人体解剖学实验、组织学实验、胚胎学实验、生理学实验。该书编写是以倪月秋、陈尚主编的《人体形态与机能》教材为蓝本,实验内容的编排是根据康复治疗技术专业培养目标的要求,以"基本理论、基本知识、基本技能"为核心,以提高学生职业能力和素质为重点,结合各编者所在学校的实验开出情况综合而成。对于一些"三基"内容,增加了实验次数,如运动系统和神经系统,以更好地突出康复治疗技术专业特点。在第一章实验内容之前还增加了"基本知识与基本技能训练"学习内容,以便于人体形态与机能学各实验的开展。

　　本书适用于康复治疗技术专业学生学习使用,也可作为其他专业学生或相关人员使用或参考。本书由国内9省市自治区15所医学院校的一线骨干教师编写而成,是集体智慧的结晶。本书在编写过程中得到人民卫生出版社、长沙卫生职业学院、湖北医药学院、大庆医学高等专科学校及各参编院校的大力支持和帮助,在此一并表示衷心的感谢。

　　在编写过程中,各位编者力求完善和完美。但由于水平有限,加之时间仓促,书中难免存在欠妥之处,恳请广大师生和读者在使用本书过程中提出批评和改进意见。

陈　尚　倪月秋

2014 年 5 月

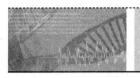

基本知识与基本技能训练

一、人体形态与机能学实验概述

（一）人体形态与机能学实验课教学内容

人体形态与机能学是研究正常人体形态结构、发生发育和生命活动规律的科学。它是由人体解剖学、组织学、胚胎学和生理学有机组合而成的一门重要的医学基础课程。因此人体形态与机能学实验课教学内容有：

1. 人体解剖学（human anatomy）实验　是用手术器械解剖和肉眼观察的方法，来学习正常人体解剖学知识。

2. 组织学（histology）实验　是借助显微镜学习正常人体的细胞、组织和器官组织（微细）结构知识。

3. 胚胎学（embryology）实验　是借助显微镜和肉眼观察学习人体在发生发育过程中，形态变化规律。

4. 生理学（physiology）实验　是通过一些常用的仪器和实验动物模型，使学生学习和巩固生理学的基本知识、基本方法和基本技能。

（二）人体形态与机能学实验课的目的与要求

1. 人体形态与机能学实验课的目的　人体形态与机能学实验课的目的，就是从康复治疗技术专业的角度出发，了解获得人体形态与机能学知识的科学途径，巩固人体形态与机能学的基本理论，培养学生理论联系实际的能力。通过实验，使学生初步掌握常用仪器的使用，学会观察、记录、分析实验结果及书写实验报告的基本方法，为学习其他康复治疗技术专业的课程奠定基础。

2. 人体形态与机能学实验课的要求　实验室作为开展人体形态与机能学教学的重要场所，在实验教学中，教师要特别注意培养学生实事求是的科学态度，指导学生仔细观察实验过程及变化。学生应具有严谨的工作作风和团结协作的合作精神。为了达到教学目的，学生除必须熟知实验室各项管理规定，并严格遵守实验室各项规章制度外，还必须遵守并做到实验室的以下规则和要求。

（1）实验课前要求：认真仔细阅读实验指导，了解本次实验的目的和要求，熟悉实验步骤、操作程序、记录项目和注意事项；结合实验内容复习有关理论，充分理解实验原理，预测该实验各步骤可能得到的结果，对预期的实验结果能做出合理的解释，并写出预习报告。

（2）实验时要求：必须按规定的时间参加实验课，不得迟到、早退或无故缺课；进入实验室须穿好工作服，应保持实验环境的安静、整洁卫生；不得随意动用与本次实验无关的仪器设备；认真听取实验指导教师的讲解和示教演示，严格按照实验步骤严肃认真的操作和观察，及时做好每一项记录；注意保护实验动物和标本，节省实验器材和药品；实验组成员应明确分工、密切配合；注意安全，严防触电、火灾、被动物咬伤及中毒事故的发生。

（3）实验课后要求：实验完毕后，应及时切断电源，关闭水、气、门、窗。将所用仪器设备、实验手术器械等进行清理、摆好和如数归还，如有损坏或缺少应立即报告指导教师；按规定妥善处理实验后的动物和标本，放至指定的地点，不得随地乱丢，尤其是强酸、强碱试剂或具有放射性的液体或污物，动物皮毛、组织器官、纸屑等不得倒入水槽内，应统一放置在指定容器和地点；应独立分析实验结果，认真完成实验报告，按时交给指导教师评阅。

（三）实验报告的书写要求

实验报告的内容可按每个实验的具体要求书写，文字力求简洁、通顺、书写清楚，正确使用标点符号。实验报告一般书写格式：

年级_____　班次_____　组别_____　姓名_____　日期_____．

实验号和题目_____

实验目的_____

实验材料_____

实验内容_____

实验结果_____

结果分析（讨论）_____

结论_____

1. 实验号和题目　用实验指导上的题目，其前加序号。

2. 实验目的　用实验指导上的实验目的。

3. 实验材料　包括仪器和器材、实验对象、药品和试剂等。

4. 实验内容　因实验指导已有详细叙述，故可以简写。

5. 实验结果　是实验报告的重要组成部分，应公正、客观、准确、详细地记录实验现象，并根据实验记录书写实验报告。

根据实验目的，对原始记录进行系统化、条理化的整理、归类和统计学处理。其表达方式一般有以下三种。

（1）叙述式：用文字将观察到的、与实验目的有关的现象客观地加以描述。叙述式需要有时间概念和顺序上的先后层次。

（2）表格式：能较为清楚地反映观察内容，有利于相互对比。每一表格应说明一定的中心问题，应有表题和计量单位。

（3）简图式：实验中描记的血压、呼吸等可用曲线图表示，曲线上应有实验标记。

6. 结果分析（讨论）　实验结果的分析与讨论应包括以下内容。

（1）以专业知识的理论解释、说明实验结果。

（2）重点阐明实验中出现的一般性规律与特殊性规律之间的关系。

（3）用实验结果来回答进行研究的目的是否已经达到。

（4）用实验结果说明本实验存在的问题和不足。

（5）如果出现非预测结果的"异常现象"应加以分析。

这里要特别强调的是，要合理、综合性地运用专业知识分析和讨论实验结果，防止不切实际的空泛讨论和漫无边际的发挥。

7. 结论　概括、总结实验结果的论点或推论。应注意简短，并符合逻辑。

二、实验动物的基本知识及操作技术和方法

（一）人体形态与机能学常用实验动物的捉拿与固定方法

捉拿和固定是动物实验操作技术中一项很重要的基本功，其原则是：保证实验人员的安全，禁止对动物采取粗暴动作，防止动物意外性损伤。下面介绍几种人体形态与机能学常用实验动物的捉拿与固定方法。

1. 家兔（rabbit）　比较驯服，不会咬人，但脚爪较尖，应避免家兔在挣扎时抓伤皮肤。常用的抓取方法是先轻轻打开笼门，随后手伸入笼内，从头前阻拦它跑动，然后一只手抓住兔的颈部皮毛，将兔提起，用另一只手托其臀，或用手抓住背部皮肤提起来，放在实验台上（图1）。

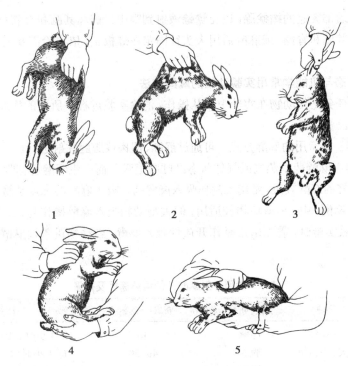

图1 家兔抓取方法
1、2、3为错误方法，4、5为正确方法

　　家兔的固定方法有盒式固定和台式固定。盒式固定适用于采血和耳部血管注射，台式固定（图2）适用于测量血压、呼吸和进行手术操作等。

　　2. 豚鼠（guinea pig） 胆小易惊，抓取时必须稳、准、快。先用手掌扣住鼠背，抓住其肩胛上方，将手张开，用手指环握颈部，另一只手托住其臀部，即可轻轻提起、固定。

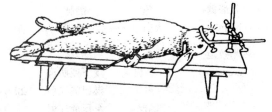

图2 台式固定兔的方法

　　3. 小鼠（mouse） 较大鼠温和，一般不会咬人，但也要提防被其咬伤手指。捉拿小鼠的方法是：从笼盒内将小鼠尾部捉住并提起，放在笼盒盖（或表面粗糙的物体）上，轻轻向后拉鼠尾，在小鼠向前挣脱时，用左手拇指和示指抓住两耳和颈部皮肤，无名指、小指和手掌心夹住背部皮肤和尾部，并调整好动物在手中的姿势（图3）。

　　4. 蛙和蟾蜍（frog and toad） 捉拿方法宜由左手将动物背部贴紧于手掌固定，以小指、无名指压住其左腹侧和后肢，拇指和示指分别压住左、右前肢（图4），右手进行操作。在捉拿蟾蜍

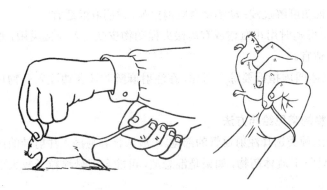

图3 小鼠抓取方法

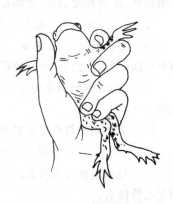

图4 蛙或蟾蜍捉拿法

时勿挤压两侧眼后部突起的蟾蜍腺，以免蟾蜍液射到眼中。破坏其脑和脊髓（但观察神经系统反射时不可破坏其脑和脊髓）或麻醉后用大头针固定在蛙板上，依实验需要采取俯卧位或仰卧位固定。

（二）人体形态与机能学常用实验动物的麻醉方法

麻醉的基本任务是使动物在实验中服从操作，消除实验过程中所致的疼痛及不适感觉，确保实验顺利进行。

1. 注射麻醉　最常用的麻醉方式。可通过静脉、肌肉或腹腔注射进行。

2. 吸入麻醉　麻醉药以蒸气或气体状态经呼吸道吸入而产生麻醉者称吸入麻醉。吸入法对多数动物有良好的麻醉效果，常用乙醚作吸入麻醉药。吸入麻醉的优点是易于调节麻醉的深度和较快地终止麻醉，中、小型动物较适用，但大型动物吸入麻醉操作复杂，通常不用。用性劣、凶猛的动物做实验时，需先用乙醚作开放性吸入麻醉，当动物进入浅麻醉状态时，再重复麻醉。

表1　常用注射麻醉药的给药途径及剂量

药物	动物	给药途径	剂量（mg/kg）	作用时间
戊巴比妥钠 （sodium pentobarbital）	狗、兔 大、小白鼠	静脉 腹腔 腹腔	30 40~50 40~50	2~4 小时，中途加 1/5 量，可维持 1 小时以上。麻醉力强，易抑制呼吸
硫喷妥钠 （sodium pentothal）	狗、兔 大白鼠 小白鼠	静脉 腹腔 腹腔	15~20 40 15~20	15~30 分钟，麻醉力强，宜缓慢注射
氯醛糖 （chloralose）	兔 大白鼠	静脉 腹腔	80~100 50	3~4 小时，诱导期不明显
乌拉坦 （urethane）	兔 大、小白鼠 蛙 蟾蜍	静脉 皮下或肌肉 淋巴囊注射 淋巴囊注射	750~1000 800~1000 20%~25% 0.5ml/100mg 10% 1ml/100mg	2~4 小时，毒性小，主要适用小动物的麻醉

3. 实验动物麻醉效果的观察

（1）呼吸：呼吸加快而不规则，说明麻醉过浅，可再补加一些麻醉药；若呼吸由不规则转变为规则且平稳，说明已达到麻醉深度；若动物呼吸变慢，且以腹式呼吸为主，说明麻醉过深，动物有生命危险。

（2）反射活动：观察角膜反射和睫毛反射。若动物的角膜反射灵敏，说明麻醉过浅；若角膜反射迟钝，麻醉程度适宜；角膜反射消失伴瞳孔放大，则麻醉过深。

（3）肌张力：动物肌张力亢进，说明麻醉过浅；动物全身肌肉松弛，说明麻醉适宜。

（4）皮肤夹捏反应：麻醉过程中可随时用止血钳或有齿镊夹捏动物皮肤。若反应灵敏，则麻醉过浅；若反应消失，则麻醉程度适宜。

总之，观察麻醉效果要仔细，上述四项指标要综合考虑，在注射麻醉时还要边注入药物边观察。

（三）人体形态与机能学实验动物的常见给药方法

1. 静脉注射　应根据不同动物的种类选择注射血管的部位。一般选择容易插入注射针的血管。因为是通过血管内给药，所以只限于液体药物，如果是混悬液，可能会因悬浮粒子较大而引起血管栓塞。

（1）家兔：兔耳血管中央为动脉，外周为静脉，一般采用外侧耳缘静脉注射。注射时应先

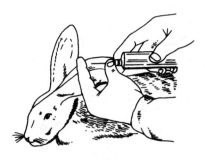

图5 兔耳静脉注射方法

剪掉注射部位的被毛，用手指轻弹兔耳，使静脉充盈，左手示指与中指夹住静脉的近心端，阻止静脉回流，用拇指和无名指固定耳缘静脉远心端，待静脉显著充盈后，右手持注射器尽量从静脉末端刺入血管，并沿血管平行方向刺入1cm，放松对耳根处血管的压迫。推动针栓，感觉有阻力或发现静脉处皮肤隆起，表示针在皮下，这时应将针头稍稍退回，再往前端刺入；如无阻力和隆起现象，表明针在血管中，用左手拇指和示指捏住针眼处皮肤和针，也可用大号动脉夹夹住针和皮肤加以固定，随后即可注药。注射完毕后，用棉球压住针眼，拔去针头，继续压迫数分钟，以防出血（图5）。

（2）小白鼠和大白鼠：一般采用尾静脉注射（图6）。鼠尾静脉有三根，两侧及背侧各一根（图7）。左右两侧尾静脉较易固定，应优先选择。注射前先将动物装入鼠筒或玻璃罩内固定好，使鼠尾露出。将尾部用45~50℃温水浸泡1~2分钟或用75%乙醇棉球反复擦之，使血管扩张并使表皮角质软化，以拇指和示指捏住尾根部的左右两侧，使血管更加扩张，使尾静脉充盈明显，以无名指和小指夹住尾端部，以中指从下面托起鼠尾，以使鼠尾固定。用4号针头从尾下1/3处进针，针头刺入后，应使其与血管方向平行。如针确已在血管内，则注射药液顺利且无阻，这时应把针头和鼠尾固定好，以避免晃动，防止出血造成血肿或药液溢出。注射完毕后，取一棉球裹住注射部位并轻轻揉压，使血液和药液不至流出。若药液注入时阻力大，出现隆起发白的皮丘，这时须拔出针重新注射。若需反复静脉注射时，应尽可能从鼠尾尖端开始，逐渐向鼠尾根部移动注射。

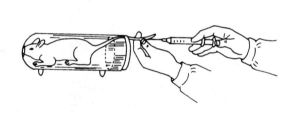

图6 小白鼠尾静脉注射方法

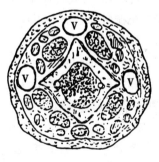

图7 鼠尾的横断面

2. 腹腔注射　注射部位为腹部的左、右下侧1/4的部位。用大、小白鼠做实验时，以左手抓住动物，使腹部向上，右手将注射针头于左（或右）下腹部刺入皮肤，并以45℃角穿过腹肌，针头刺入皮肤进针3~5mm，当感到针头抵抗消失表明已进入腹腔，回抽无血即可注入药液（图8）。为避免伤及内脏，可使动物处于头低位，使内脏移向上腹。若实验动物为家兔，进针部位为下腹部的腹白线旁约1cm处。

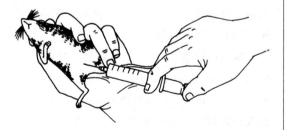

图8 小白鼠腹腔注射方法

（四）实验动物的处死方法

急性动物实验结束后常处死动物。此外因实验需要采取动物的脏器、组织等，也常需处死动物。处死的方法主要依据动物的种类、大小、取材的手段以及观察的组织结构特点，选用不同的动物处死方法。

1. 大白鼠和小白鼠

（1）脊柱脱白法：常用于小鼠。左手拇指与示指用力向下按住鼠头，右手水平向后拉小鼠的尾巴，当手指感应到"线断"的感觉即是脊髓与延髓被拉断，小鼠便立即死亡。处死大鼠也可用此方法，但需较大力气。

（2）断头法：在鼠颈部用剪刀将鼠头剪掉，鼠因断头和大出血而死亡。

（3）打击法：右手抓住鼠尾并提起，用力摔击鼠头，也可用小木槌用力打击鼠头使鼠致死。

2. 豚鼠和兔的处死方法

（1）空气栓塞法：通过向动物静脉内注入一定量空气，使之发生空气栓塞而致死。兔约需20~50ml。

（2）急性放血法：自动脉（颈动脉或股动脉）快速放血，使动物迅速死亡。

（3）破坏延髓法：实验中若已暴露脑髓，可用器具破坏延髓使动物死亡。也可用木槌等硬物猛烈打击实验动物头部，使大脑中枢遭到破坏，导致实验动物死亡。

（4）开放气胸法：将动物开胸，造成开放性气胸，导致肺萎缩使动物窒息死亡。

（5）过量麻醉致死法：快速注射过量的麻醉药（深麻醉时的30倍用量），或让动物吸入大量的乙醚，使其中枢神经过度抑制而死亡。

（6）化学药物致死法：在静脉内快速注入一定量的氯化钾溶液，使心肌失去收缩能力，心脏出现迟缓性停跳而死亡。每只成年家兔耳缘静脉注入10%氯化钾溶液5~10ml即可致死。

三、人体形态与机能学常用仪器及手术器械

（一）显微镜的构造和使用

1. 显微镜的构造　显微镜的结构可分为光学和机械两个部分（图9）。

（1）显微镜的光学部分

1）目镜（ocular lens）：由两三片透镜组成，安装在镜筒上端。在目镜上方刻有5×、10×、20×等为放大倍数。

2）物镜（objective）：由数组透镜组成，安装在转换器上。每台显微镜上常备有几个不同倍数的物镜，物镜上所刻8×、10×、40×等就是放大倍数，习惯上把10~20倍的叫做低倍物镜；40~60倍的叫做高倍物镜；90~100倍的叫做油镜。

显微镜的放大倍数，粗略计算方法为目镜放大倍数与物镜放大倍数的乘积。如观察时所用物镜为40×、目镜为10×，则物体放大倍数为40×10＝400倍。

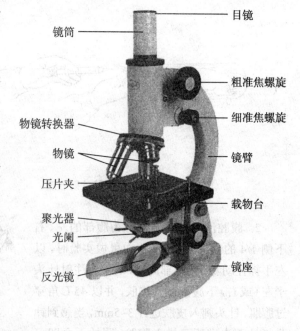

图9　显微镜的构造

3）聚光器（condenser）：位于载物台下方，由两三块透镜组成，其作用是聚集来自反光镜的光线，使光度增强，并提高显微镜的鉴别力。在聚光器右后方有聚光器升降螺旋，以调节视野的光亮度。聚光器下面装有光圈（可变光阑），由十几张金属薄片组成，可以调节进入聚光器光量的多少。

4）反光镜：是位于聚光器下方的小圆镜，具有平、凹两面，其用途是收集光线。平面镜使光线分布较均匀，在强光时使用；凹面镜有聚光作用，反射的光线较强，一般在光线较弱时使用。（有些显微镜可自带光源，因而没有反光镜）

（2）显微镜的机械部分

1）镜座（base）：在显微镜的底部，用于支持整个显微镜。

2）镜臂（arm）和倾斜关节：显微镜上的支柱叫做镜臂，略呈弯曲的弓形，是握镜的地方。镜座和镜臂之间通过有一个能活动的倾斜关节连接，它可使显微镜向后倾斜，便于观察。

3）载物台（stage）：镜臂下端安装的一个向前伸出的平台叫做载物台，用于放置观察用的玻片标本。载物台中央有一圆孔，叫通光孔。通光孔左右两旁一般装有一对弹簧压片夹，为固实玻片之用，有的装有移片器，可使玻片前后左右移动。

4）镜筒（body tube）：安装在镜臂上端的圆筒叫做镜筒，上端安装目镜，下端连接转换器。

5）转换器（transverter）：镜筒下端的一个可以转动的圆盘叫做转换器，其上可以安装几个物镜，观察时便于调换不同倍数的镜头。

6）准焦螺旋：镜臂上装有两种可以转动的螺旋，能使镜筒上升或下降，称为准焦螺旋。大的螺旋转动一圈，镜筒升降 10mm，用于调节低倍镜，叫做粗准焦螺旋（coarse adjustment）。小的螺旋转动一圈，镜筒升降 0.1mm。主要用于调节高倍镜，叫做细准焦螺旋（fine adjustment）。

2. 光学显微镜的使用

（1）镜检环境：室内一般应该宽阔而清洁，地基坚固没有震动，潮气和尘埃很少，且不应放置腐蚀性的试剂。利用自然光做光源时，不宜用直射的太阳光，以免对观察者的眼睛造成伤害。一般利用阳光的散射光，特别是天空或白云的反射光线。

（2）显微镜的放置：将显微镜放置在实验台桌面上，距实验台边缘约 5cm。略偏于操作者左方，右侧放绘图纸等实验用具。

（3）采光：扭转转换器，使低倍镜正对通光孔，打开聚光器上的光圈，然后左眼对准目镜注视，右眼睁开，用手翻转反光镜，对向光源，光强时用平面镜，光较弱时用凹面镜。这时从目镜中可以看到一个明亮的圆形视野，只要视野中光亮程度适中，光就对好了。

（4）装置玻片标本：将要观察的玻片标本，放在载物台上，用弹簧夹或移光器将玻片固定。将玻片中的标本对准通光孔的中心。

（5）低倍镜的使用：将低倍镜旋转到中央，小心地将粗准焦螺旋向下转动到离玻片约 1cm 左右。之后，再用粗准焦螺旋把低倍镜放下到离玻片 2~3mm 处，通过目镜观察标本，同时按逆时针方向用粗准焦螺旋使镜筒缓缓地上升，缓缓移动玻片，直到看到物像为止，这时，进一步用细准焦螺旋上下转动，使物像达到最清晰的程度。

（6）高倍镜的使用：首先如上程序为低倍镜下找到材料，然后再把需要用高倍镜观察的部分移到视野中央，用弹簧夹压紧，不再移动。换上高倍镜，用细准焦螺旋上下转动，直到出现清晰的物像为止。

（7）油镜的使用：①先用低倍镜找到要观察的物体，再换至高倍镜，将物体置于视野中央，并使聚光器所收集的光亮达到最大。②将镜筒上旋，将香柏油加一小滴于玻片标本的镜检部位。③将镜头缓缓放下，使油镜浸入油滴，靠近观察物体，然后边观察边用细准焦螺旋，由下向上调节，找到要观察的物体。④观察完毕后，将镜头旋离玻片，用擦镜纸擦去镜头上的香柏油，再换一张擦镜纸蘸少许二甲苯擦拭油镜，最后用干净的擦镜纸再擦一次。残留在切片上的香柏油也要用二甲苯擦净。

（二）BL-420F 生物机能实验系统

BL-420F 生物机能实验系统是目前国内使用较广泛的生物信号采集与分析系统，它是在早期 BL-410 生物机能实验系统基础上的升级换代产品，是一种智能化的四通道生物信号采集、显示及数据处理系统。它具有记录仪＋示波器＋放大器＋刺激器＋心电图仪等传统的机能实验常用仪器的全部功能，并且具有传统仪器所无法实现的数据分析功能。该系统以中文 Win98、Win2000、WinXP 操作系统为平台，实现全图形化界面操作。此外它还具有自动分析、参数预置、操作提示等许多功能。

1. 主界面及其功能 主界面从上到下依次分为：标题条、菜单条、工具条、波形显示窗口、数据滚动条及反演按钮区、状态条等 6 个部分；波形显示窗口从左到右主要分为：标尺调节区、波形显示窗口和分时复用区三个部分（图 10）。

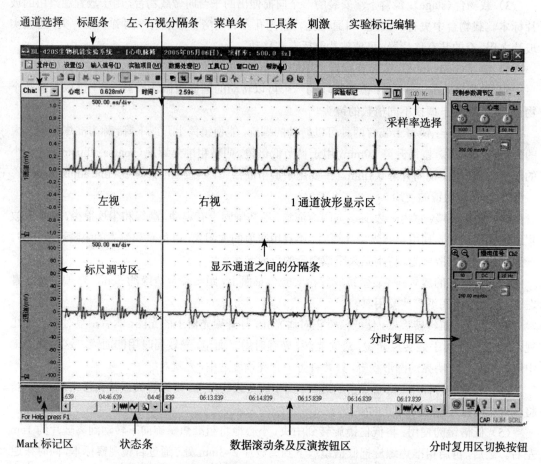

图 10 BL-420F 生物机能实验系统 TM_WAVE 软件主界面

（1）标题条：显示软件名称及实验题目等信息。

（2）菜单条：显示软件中所有的顶层菜单项，从左至右分别为：文件、编辑、设置、输入信号、实验项目、数据处理、工具、窗口及帮助 9 个顶层菜单项。

1）文件：文件下拉式菜单包括"打开"、"另存为"、"保存配置"、"打开配置"、"打开上一次配置"、"高效记录方式"、"安全记录方式"、"打印"、"打印预览"、"打印设置"、"最近文件"和"退出"等 12 个命令。

2）设置：设置下拉式菜单包括："工具条"、"状态栏"、"实验标题"、"实验人员"、"实验相关数据"、"记滴时间"、"显示方式"、"显示方向"、"光标类型"、"定标"等 17 个菜单选项，其中，"工具条"、"显示方式"、"显示方向"和"定标"等还有二级子菜单。"记滴时间"用于统计尿滴的总数及单位时间的尿滴数，便于对尿量的定量分析；"显示方式"有连续扫描方式（默认方式）、示波器方式和扫描显示方式（心电监护仪的工作方式）三种；"定标"包括"调零"和"定标"2 个命令。定标是为了确定引入传感器的生物非电信号和该信号通过传感器后转换得到的电压信号之间的一个比值，通过该比值，计算机就可以方便计算出传感器引入的生物非电信号的真实大小。如为了测量血压，我们用标准水银血压计作为压力标准对血压传感器进行定标，假设我们从标准水银血压计读出的数值为 100mmHg（13.3kPa）。通过血压传感器的转换从生物机能实验系统读出的值为 10mV，那么这个比值就是 100mmHg（13.3kPa）/10mV=10mmHg（1.33kPa)/mV。有了这个比值，以后我们就可以方便的根据从传感器得到的电压值计算实际血压值了。为了对生物非电信号进行定量分析，必须在分析前对所使用的传感器进行定标。

（3）工具条：常用命令的图形显示集合，共 24 个工具条命令（图 11）。从左至右为"系统复位"、"拾取零值"、"打开"、"另存为"、"打印"、"打印预览"、"打开上一次实验配置"、"数据记录"、"开始"、"暂停"、"停止"等命令。工具条和命令菜单的含义相似，它是一些常用命令的集合。工具条上的每一个按钮对应一条命令，当工具条按钮以灰色效果出现时，表明该工具条按钮当前不可使用。

图 11　工具条

（4）波形显示窗口：是软件主界面最重要的组成部分，用于显示观察到的所有生物信号波形及处理后的结果，可同时观察到 4 个通道的生物信号波形。实验者可根据自己的需要在屏幕显示 1~4 波形显示窗口，也可以通过波形显示窗口之间的分隔条调节各个波形显示窗口的高度。

（5）数据滚动条及反演按钮区：拖动滚动条可以观察实验数据中不同时间段的波形，用于实时实验和反演时快速查找数据和定位，同时可调节 4 个通道的扫描速度。数据反演按钮包括 3 个：波形横向（时间轴）压缩、波形横向扩展和数据查找菜单按钮，数据反演时这些按钮被激活，平时处于灰色的非激活状态。

（6）状态条：用于显示提示信息、键盘状态及系统时间。

（7）标尺调节区：标尺调节区位于显示通道的最左边，每一个通道均有一个标尺调节区，用于调节标尺零点的位置及标尺单位的选择等功能。在标尺调节区的上方是刺激器调节区，其下方则是 Mark 标志区。

（8）分时复用区：分时复用区位于主界面的最右侧，包括控制参数调节区、显示参数调节区、通用信息显示区、专用信息显示区和刺激参数调节区等 5 个分区，◎按钮用于切换到控制参数调节区，它用于设置系统硬件参数及调节扫描速度。每个通道都有对应的一个控制参数调节区；▣按钮用于切换到显示参数调节区，用于调节每个显示通道的显示参数及硬卡中该通道的监听器音量，包括前景色选择区、背景色选择区、标尺格线色选择区、标尺格线类型选择区和监听音量调节区。▣按钮用于切换到通用信息显示区，用于显示每个通道的数据测量结果。通用测量参数包括：当前值、时间、心率、最大值、最小值、平均值、峰值、面积、最大上升速率（d Max/t）和最大下降速率（d Min/t）等。▣按钮用于切换到专用信息显示区，用于显示某些实验模块专用的数据测量结果，比如血流动力学实验、心肌细胞动作电位等。▣按钮用于切换到专刺激参数调节区，包括基本信息和程控信息等。基本信息是关于刺激的基本参数，对于每一个参数，都有粗调和细调两级调节方法。刺激的基本参数有刺激模式（包括粗电压、细电压、电流 3 种选择）、刺激方式（包括单刺激、双刺激、串刺激、连续单刺激、连续双刺激 5 种选择）、延时、波宽、波间隔、频率、强度 1（双刺激时调节双脉冲中第一个脉冲的幅度）、强度 2（双刺激时调节双脉冲中第二个脉冲的幅度）、串长等；程控信息包括：程控方式（包括自动幅度、自动间隔、自动波宽、自动频率和自动串刺激、高级自动）；程控刺激方向（包括增大、减小 2 种选择）、增量、主周期（程控刺激两次刺激之间的时间间隔）、停止次数和程控刺激选择 6 个部分。

（9）Mark 标志区：位于标尺调节区的下方，用于加强光标测量的一个标记。只有与测量光标配合使用才能完成两点间测量功能。测量结果显示在顶部窗口的当前值和时间栏中。

（10）左右视分隔条：左右视分隔条位于波形显示窗口最左侧。可以通过拖动左、右视分隔条,将波形显示窗口分为两部分,以便同时显示以前记录的波形和实时观察到的生物波形。在数据反演时,可利用左右视分隔条比较不同时段或不同实验条件下的波形。

2. BL-420F 生物机能实验系统操作步骤

(1)开机:当计算机各接口连线连接好后,打开计算机电源。

(2)启动软件:待计算机进入到"windows"界面后,用鼠标双击桌面上的"BL-420F 生物机能实验系统"快捷图标(将将 BL-420F 生物机能实验系统软件的快捷方式添加到"启动"菜单中,则当 WindowS 系统启动时会自动启动该软件),进入 BL-420F 生物机能实验系统的主界面。

(3)实验项目与输入方式:若实验题目在"实验项目"菜单项内有相应实验,则直接选择该实验模块(图12),系统将自动设置该实验的基本参数(包括通道、采样率、系统放大倍数等)并启动实验;若在实验题目在"实验项目"菜单项内没有相应实验,则用鼠标单击菜单条上的"输入信号"菜单项,弹出下拉式菜单(图13),移动鼠标,在相应的实验通道中选择输入信号类型,如需选择多通道输入,则重复以上步骤。各通道参数则根据您选择的实验内容自动设置完成。选择好各个通道的信号后,使用鼠标单击工具条上的"启动实验"命令开始实验。

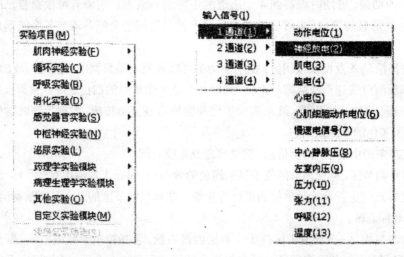

图12 实验项目菜单图   图13 输入信号设置

实验过程中,如需对该实验设置的各项参数进行保留,只需选择"文件"→"保存配置"命令项,在弹出的"另存为"对话框中输入配置文件名,下一次您可以使用"文件"→"打开配置"命令打开原来保存的配置文件,则系统自动按配置文件的内容设置参数并启动实验。

在实验过程中,如要以全屏方式显示某通道信号,只需用鼠标双击该通道任意部位,即完成单通道的全屏显示。同时也可以通过拖动各通道之间的分隔条任意调节各通道显示区的大小。如要恢复原通道显示大小,用鼠标双击显示区的任意部位即可。

(4)参数调节:在实验过程中,可根据被观察信号的大小及波形特点,调节各通道增益、时间常数、滤波以及扫描速度(图14)。

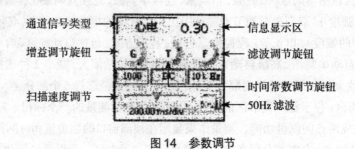

图14 参数调节

（5）记录存盘：用鼠标单击工具条上的记录按钮 ，此时记录按钮将呈现为按下的状态，计算机开始记录存盘。启动实验时系统的默认状态为记录状态。

（6）测量数据结果显示：在实验过程中，我们要不断观察生物信号测量的数据。这时只需用鼠标单击分时复用区中的通用数据显示区 " " 及专用数据显示区 " " 按钮即可。通用信息显示区显示各个通道信号的通用测量值，如频率、最大值、最小值、平均值等。专用信号测量则针对一些特殊的实验模块。

（7）暂停观察：如要仔细观察正在显示的某段图形，单击工具条上的 " " 暂停按钮，此时该段图形将被冻结在屏幕上。如需继续观察扫描图形，单击 " " 启动图标即可。

（8）刺激器的使用：刺激器的参数调节按钮在主界面最右侧的分时复用区的底部。当需要使用刺激器时，用鼠标单击 " " 按钮，此时将弹出设置刺激器参数对话框。你可以根据实验需要调节刺激器的各项参数（图15），包括刺激方式、波宽、幅度等。某参数项右边的两个上、下箭头表示对参数粗调，下边两个箭头表示对参数细调。当需要给标本刺激时，使用鼠标单击刺激参数调节区中的启动刺激按钮。如果你选择的刺激方式为连续刺激方式，那么启动刺激后该按钮变为凹下状态，如要停止连续刺激，则使用鼠标再次单击该按钮即可。

（9）实验标记：在实验过程中，需要对发生的事件作标记（如用药刺激等），便于实验后的数据分析。该系统中有两种方式的标记，一种是特殊实验标记。标记内容是实验模块本身预先设置的或自定义的文字。当我们用鼠标在特殊实验标记组合框中选定标记内容后，移动鼠标到显示区任意

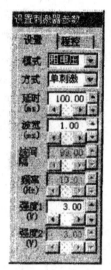

图15 刺激器的参数调节

位置，单击鼠标左键即可在通道显示窗口中添加特殊实验标记；另一种标记是通用实验标记，其标注按钮在工具条上，当我们需要标记时，点击工具条上的 " " 按钮，此时在每个显示通道的顶部将自动生成一个数字标记，该数字标记与波形一起移动，通用标记从1开始顺序进行编号，并且不可人为改变，通用标记只有在实时实验过程中才能起作用。

（10）实验结束：当实验结束时，用鼠标单击工具条上的 " " 停止命令按钮，此时会弹出一个 "另存为" 对话框，提示你给刚才记录的实验数据输入文件名（文件名自定义），否则，计算机将以 "temp.dat" 作为该实验数据的文件名，并覆盖前一次相同文件名的数据。当单击 "确定" 按钮后，另存为对话框消失。以后你可以调出本次实验数据进行反演。

（11）实验组号及实验人员名输入：如果你需要在实验结果上打印实验组号及实验人员名字，则选择 "设置"→"实验人员" 菜单命令，将弹出 "实验组及组员名单输入" 对话框，用键盘输入实验组号和实验人员名单，按 "确定" 按钮完成编辑。

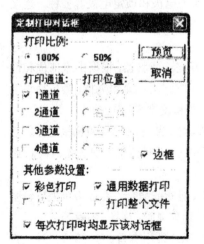

图16 定制打印对话框

（12）实验数据反演：使用鼠标左键单击工具条上的打开命令按钮 " "，将弹出 "打开"，对话框，在对话框中的文件名列表框中选择所要反演的文件，然后按 "确定" 按钮即可。对于反演的实验波形，你可以通过标尺调节区中的放大、缩小按钮调整波形的大小；也可通过滚动条右边的波形压缩和波形扩展两个功能按钮调整波形的扫描速度，然后通过拖动滚动条来查找所需观察的那一段实验波形。

（13）打印：当我们在实时实验或数据反演过程中，如果认为有需要打印的图形，可以用鼠标单击工具条上的 "打印" 命令，此时，将弹出 "定制打印" 对话框（图16），选择打

印比例、打印通道,然后按"确定",即可打印出一幅带有实验数据的图形。

3. 注意事项

(1) 在开机状态下,切忌插入或拔出计算机各插口连线。

(2) 对于经过换能器的生物非电信号,如血压、张力等,为了获得准确的定量分析数值,首先需要对使用的换能器进行定标操作。

(3) 切忌液体滴入计算机及附属设备内。

(4) 未经允许,不得随意改动计算机系统设置。

(三) 常用手术器械的使用

1. 蛙类手术器械

(1) 剪刀(scissors):普通剪刀用于剪骨骼等粗硬组织;手术剪,又称组织剪刀,用于剪肌肉和皮肤等;眼科剪刀,又称为细剪刀。用于剪神经、血管等细软组织。持剪的方法是把拇指和无名指分别插入剪柄的两环中,中指放在无名指环前面的外方柄上,示指轻压在剪柄和剪刀交界处(图17)。

(2) 镊子(forceps) 大镊子,又称为组织镊,用于夹捏肌肉和皮肤等组织;小镊子,又称为眼科镊,用于分离神经、血管和夹捏细软组织,不可用镊子直接夹捏或牵提神经、血管。执镊的方法是把拇指对示指和中指,把持两捏脚的中部(图18)。

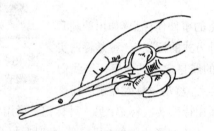
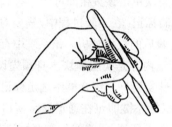

图17 正确持手术剪方法　　　图18 正确持镊方法

(3) 玻璃分针(glass dissecting needle):用于分离血管、神经等组织。

(4) 金属探针(metal probe):专用于毁损蛙类脑和脊髓的器械。

(5) 锌铜弓(Zn-Cu forceps):用于检查神经、肌肉标本兴奋性。

(6) 蛙板(frog board):用于固定蛙类或其他标本。

(7) 蛙心夹(frog heart clip):使用时,其一端夹住蛙心心尖,另一端与张力换能器相连,以描记心脏舒缩活动。

(8) 刺激电极(stimulating electrode):有双极刺激电极、保护电极和锁定电极等多种。连接刺激器后,用于给标本电刺激。

2. 哺乳类手术器械

(1) 手术刀(scalpel):由刀片和刀柄构成,通常用于切开皮肤或脏器,根据手术部位和性质的不同,使用不同型号的手术刀片和刀柄。刀片的安装与卸取宜用止血钳夹持,避免割伤手指(图19)。手术刀的基本使用方法有:持弓法、执笔法、指压式和反挑式(图20)。

(2) 剪刀:包括手术剪、眼科剪。它们又有大小、类型(直、弯、尖头、圆头)和长短之分。手术弯剪刀用于剪毛;手术直剪刀用于剪皮肤、肌肉、皮下组织和线;眼科剪用于剪包膜、神经、血管,剪断软组织和分离组织。

(3) 镊子:手术镊通常用于夹持和提起组织,以便于分离、剪断或缝合。有齿镊可夹持较坚韧的组织,如皮肤、筋膜、肌腱等。无齿镊可夹持较脆弱的组织,如血管、神经、黏膜等。

(4) 止血钳(hemostatic forceps):通常用于止血和分离组织。常用有直、弯、蚊式三种。直止血钳有长短两种,用于夹持浅层组织和血管止血,有时也用于分离组织,牵引缝线等。弯止

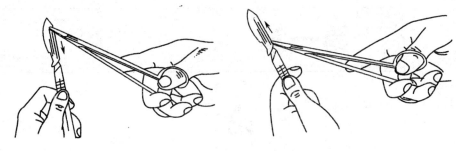

图 19　刀片的安装与卸取

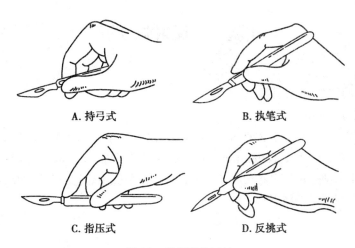

A. 持弓式　　　　　　　B. 执笔式

C. 指压式　　　　　　　D. 反挑式

图 20　常见的执刀法

血钳也有长短两种，用于夹持深部组织或内脏的血管止血。蚊式止血钳为小型钳，有直、弯两种，用于精细止血和分离小血管等，不宜夹持大块组织。持钳方法与手术剪相同。

（5）持针器（needle holders）：通常是专门咬合缝合针的器械，常用于缝合致密组织及深部组织，无持针器时可用止血钳代替。其拿法与剪刀类似，为了缝合方便，仅用手掌握住其环部即可，不必将手指插入环口中。（图 21）

（6）缝针（suture needle）：缝针的大小、弯度及针尖横断面有各种不同的形式。缝合皮肤及厚大肌肉时，常用三角大弯针，缝合胃、肠、子宫、腹膜时常用圆形的弯针。

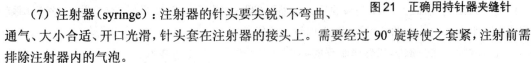

图 21　正确用持针器夹缝针

（7）注射器（syringe）：注射器的针头要尖锐、不弯曲、通气、大小合适、开口光滑，针头套在注射器的接头上。需要经过 90°旋转使之套紧，注射前需排除注射器内的气泡。

（8）动脉夹（artery clip）：用于夹闭动脉暂时阻断动脉血流。

（9）动脉插管（artery cannula）：用于插入动脉血管，直接描记动脉血压。

（10）气管插管（tracheal cannula）：为"Y"形管，用于插入气管，以保持呼吸道通畅。

（11）膀胱插管（urinary bladder cannula）：用于引流膀胱内的尿液和尿量的测定。

（12）三通阀（three-way valve）：在输液、给药或描记血压时，用它改变实验中液体的流动方向。

（倪月秋）

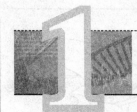

第一章

绪　论

实验一　反射弧分析

【实验目的】

探讨反射弧的完整性与反射活动的关系。

【实验原理】

在中枢神经系统参与下,机体对内、外环境变化所作出的规律性应答称为反射(reflex)。反射活动的结构基础是反射弧(reflex arc),它一般包括感受器(receptor)、传入神经、反射中枢(reflex center)、传出神经和效应器(effector)五部分。反射弧中任何一个部分的解剖结构和生理完整性受到破坏,反射活动就无法完成。

【实验对象】

蟾蜍或蛙。

【实验材料】

蛙类手术器械,铁支柱,铁夹,电刺激器,刺激电极,棉球,纱布,培养皿,烧杯,1%硫酸溶液,任氏液。

【实验内容】

1. 制备脊蛙　取蟾蜍或蛙一只,用粗剪刀横向伸入口腔,由两侧口裂剪去上方头颅,保留下颌部分。以棉球压迫创口止血,然后用铁夹夹住下颌,悬挂在铁支架上。此外,也可用探针由枕骨大孔刺入颅腔捣毁脑组织,以一小棉球塞入创口止血制备脊蛙。

2. 观察反射弧的完整性与反射活动的关系

(1) 观察屈肌反射(flexor reflex):用培养皿盛 1% 硫酸溶液,将蟾蜍左侧后肢的脚趾尖浸于硫酸溶液中(深入的范围一致),观察屈肌反射(在脊动物的皮肤接受伤害性刺激时,受刺激一侧的肢体出现屈曲的反应,关节的屈肌收缩而伸肌弛缓,称为屈肌反射)有无发生,然后用烧杯盛自来水洗去皮肤上的硫酸溶液,再用纱布轻轻擦干。

(2) 剥掉足趾皮肤再观察屈肌反射:在左侧后肢趾关节上方皮肤作一环状切口,将足部皮肤剥掉(趾尖皮肤应去除干净),重复步骤(1),结果如何?

(3) 刺激右侧脚趾尖:按步骤(1)的方法以硫酸溶液刺激右侧脚尖,观察反射活动。

(4) 剪断神经:在右侧大腿背侧剪开皮肤,在股二头肌和半膜肌之间分离找出坐骨神经,在神经上作两个结扎,在两结扎线间剪断神经。重复步骤(3)。结果如何?

(5) 连续电刺激右侧坐骨神经中枢端,观察腿部反应。

(6) 以探针捣毁蟾蜍之脊髓后,重复步骤(5)。

(7) 刺激坐骨神经外周端,观察同侧腿的反应。

(8) 直接刺激右侧腓肠肌,其反应如何?

【注意事项】

1. 剪颅脑部位应适当。太高则因部分脑组织保留,可能会出现自主活动;太低则因伤及上

14

部脊髓,可能使上肢的反射消失。

2. 浸入硫酸的部位应限于趾尖,勿浸入太多,且深入的时间、范围要一致。

3. 每次用硫酸刺激后,均应迅速用烧杯盛自来水洗去皮肤上的硫酸溶液,以免皮肤损伤。洗后再用纱布轻轻擦干,防止再刺激时冲淡硫酸溶液。

4. 趾尖皮肤应去除干净,以免影响实验结果。

【分析与思考】

1. 本实验屈肌反射的反射弧包括哪些具体组成部分?

2. 结合实验原理,分析各项实验结果。

3. 请举例说明反射与反应有何区别。

(倪月秋)

第二章

人体基本结构与功能

实验二　上　皮　组　织

【实验目的】

1. 观察单层柱状上皮的形态,高倍镜下观察纹状缘及杯状细胞。
2. 观察假复层纤毛柱状上皮的特点,辨认上皮中各种细胞。
3. 观察复层扁平上皮的形态,比较食管和皮肤的复层扁平上皮的异同。
4. 观察变移上皮的形态,比较膀胱充盈和空虚时上皮的异同。

【实验材料】

1. 组织切片　①小肠切片;②气管切片;③食管切片;④膀胱切片。
2. 显微镜、擦镜纸等。

【参考教材】

《人体形态与机能》第二章人体基本结构与功能第三节基本组织。

【实验内容和方法】

1. 单层柱状上皮(小肠切片,HE 染色)

(1) 肉眼观察:分清小肠壁的内、外面,单层柱状上皮存在于凹凸不平的内表面。

(2) 低倍镜观察:在小肠壁内表面可见许多指状突起,其表面覆盖一层柱状上皮,选择结构比较典型、细胞排列整齐部位换高倍镜观察。

(3) 高倍镜观察:可见上皮细胞排列紧密,细胞较高,其中核呈椭圆形,嗜碱性,接近基底部,胞质呈粉红色嗜酸性的细胞为柱状细胞,柱状细胞数量多。柱状细胞之间可见有泡状结构,即杯状细胞,其上端膨大,内含大量黏液,制片时常被溶解而呈空泡状,下端窄小,核呈三角形或半月形位于细胞的基底部。上皮的游离面存在一层粉红色的线状薄膜,此即纹状缘。

2. 假复层纤毛柱状上皮(气管切片,HE 染色)

(1) 肉眼观察:观察气管内表面,最内面的结构为假复层纤毛柱状上皮。

(2) 低倍镜观察:在气管内表面找到上皮后,选择比较整齐处换高倍镜观察。

(3) 高倍镜观察:细胞形态各不相同,有锥体形、梭形、柱状、杯样,每种形态的细胞的细胞核在细胞内形态、位置各不相同,高低错落,排列成多层,使上皮看似复层,实为单层。细胞的基底部有明显的基膜相连,为一层染色均匀一致的嗜酸性薄膜。柱状细胞游离面可见有纤毛,故称假复层纤毛柱状上皮。

3. 复层扁平上皮(食管切片,HE 染色)

(1) 肉眼观察:食管内表面的深色带状结构为复层扁平上皮。

(2) 低倍镜观察:食管上皮由多层细胞构成,上皮与结缔组织交界处起伏不平,找到上皮组织与结缔组织交界处换高倍镜观察。

(3) 高倍镜观察:由基底层向浅层观察,上皮基底层细胞为矮柱状,细胞较小,嗜碱性,排列整齐,核椭圆形。中层细胞较大呈多边形,着色较浅,细胞界线逐渐清楚。表层细胞扁平,切面呈梭形,色浅,核也相应变扁。

4. 变移上皮(膀胱切片,HE 染色)

(1) 肉眼观察:膀胱壁内表面为变移上皮。根据壁的厚度,区分出空虚和充盈状态的膀胱壁。

(2) 低倍镜观察:观察膀胱壁的内表面,不同状态的膀胱,其上皮厚薄不同,表面的皱襞多少也不同,膀胱空虚时上皮较厚,皱襞丰富。膀胱充盈时,上皮变薄,壁内表面皱襞减少,光滑。

(3) 高倍镜观察:空虚时膀胱上皮表层细胞较大,为大立方形或大矮柱状,可见双核细胞,此种细胞为盖细胞。中间层细胞为倒梨形及多边形。基底层细胞为立方形或矮柱状,细胞较小。膀胱充盈时,上皮变薄,各层上皮细胞的垂直径相应变小。

【实验报告】

1. 小肠上皮细胞的形态特点及功能关系?

2. 假复层纤毛柱状上皮分布在哪些器官?有何作用?

3. 复层扁平上皮在食管壁上起什么作用?还存在于哪些器官?

4. 变移上皮和复层扁平上皮在形态上有何区别?变移上皮分布在哪些器官?

5. 区分各类上皮的主要依据是什么?

6. 根据所观察的切片,请总结出上皮组织的特点。

7. 观察小肠切片,并绘出小肠绒毛的结构图。

(穆庆梅)

实验三 结缔组织

【实验目的】

1. 观察疏松结缔组织的微细结构,分清胶原纤维、弹性纤维、肥大细胞和巨噬细胞。

2. 观察透明软骨的微细结构。

3. 观察骨磨片,认识密质骨的结构。

4. 光镜下区分辨认各种血细胞。

【实验材料】

1. 组织切片 ①肠系膜铺片;②气管切片;③血涂片;④骨磨片。

2. 显微镜、擦镜纸、香柏油等。

【参考教材】

《人体形态与机能》第二章人体基本结构与功能第三节基本组织。

【实验内容和方法】

1. 疏松结缔组织(肠系膜铺片,胎盘兰染色)

(1) 低倍镜观察:选择标本最薄的地方调清焦距,然后换高倍镜。

(2) 高倍镜观察:胶原纤维数量最多,为淡粉色不太清晰的带状结构,粗细不一,在其间有细而且清晰的弹性纤维,染成紫蓝色。纤维间可见两种紫蓝色细胞即肥大细胞和巨噬细胞。肥大细胞为圆形或椭圆形,胞质紫蓝色,着色较深较均匀,胞质中颗粒排列致密,核区为淡染。巨噬细胞胞体不规则,细胞外轮廓不清晰,胞质中可见粗大的蓝色颗粒,核区为淡染。除上述成分外,构成整个标本的背景就是无定形的基质。

2. 透明软骨(气管切片,HE 染色)

(1) 肉眼观察:气管壁中央染成紫蓝色或淡灰色带状结构为软骨。

(2) 低倍镜观察:可见软骨基质染色均匀一致,看不出纤维。软骨细胞形态大小不同,位于软骨中央部位的软骨细胞体积大,有细胞成双或三五成群,位于周边的软骨细胞多单独存在,体积偏小,细胞周边染色深,为软骨囊,软骨表面被有致密结缔组织形成的软骨膜,与软骨之间界限不清。

（3）高倍镜观察：软骨膜为致密结缔组织，纤维排列比较规则。软骨细胞位于软骨周边部，呈梭形，渐近中央则为椭圆形或圆形，且常三五成群存在，称为同源细胞群。核小，清晰。软骨细胞生活时富有水分，固定后收缩，所见之空隙即软骨陷窝。基质为均质状，在软骨细胞周围染色较深，呈嗜碱性，为软骨囊，是由于此处含较多的硫酸软骨素之故，基质内的胶原原纤维细小，且因其折光性与基质一致，故不明显。

3. 骨组织（骨磨片，硫堇或大力紫染色）

（1）肉眼观察：扇形切面，宽的一侧为外环骨板，窄的一侧为内环骨板。

（2）低倍镜观察：①外环骨板：外环骨板较整齐，为平行排列的几层或十几层环骨板；②内环骨板：内环骨板不规则，可见有向骨髓腔的突起（骨小梁）；③骨单位：内、外环骨板间，可见年轮状结构，为骨单位，骨单位圆形、卵圆形或不规则形，骨单位中央呈空心状，为哈弗氏管，骨板以哈弗氏管为中心呈同心圆状排列；④间骨板：骨单位间散在不规则骨板为间骨板。

（3）高倍镜观察：①骨陷窝：骨板间或骨板内可见长椭圆形深色结构，为骨陷窝，是骨细胞生存的空间；②骨小管：骨陷窝间深色的细线样结构，为骨小管，相邻骨陷窝间通过骨小管连通。在骨单位表面，在折光性较强的黏合线，骨小管在此终止。

4. 血细胞（血涂片，Wright 染色）

（1）低倍镜观察：找到涂片较薄，细胞分散均匀，白细胞较多处，换高倍镜观察。

（2）高倍镜和油镜观察

1）红细胞：占血细胞的绝大多数，是一种小而圆的无核细胞，因含血红蛋白，故嗜酸性，染成粉红色，细胞边缘较中心染色深，这是因为红细胞为双凹盘状，中央薄的关系。有时见到边缘不整齐的红细胞，这是涂片处理不当所致。

2）白细胞：为圆形或椭圆形的有核细胞，核紫蓝色。①中性粒细胞：数量较多（50%~70%），较易找到，胞质浅粉色，含有细小的分布均匀的中性颗粒，镜下不明显。细胞核杆状，或分 2~5 叶，通常为三叶，叶中间有染色质丝相连，细胞核分叶愈多，细胞愈衰老，相反核分叶愈少，细胞愈幼稚，以杆状核为最幼稚。②嗜酸性粒细胞：数量较少（0.5%~3%），故标本中较难找到，核常分 2~3 叶，多为两叶核，呈八字排列，胞质中充满粗大而均匀的嗜酸性颗粒，可被染料染成红色。③嗜碱性粒细胞：数量最少（0%~1%），故在标本中难以找到（同学们可先看示教，有时间再找）。胞质中含有大小不等、分布不均匀的嗜碱性颗粒，被染成紫蓝色，核染色较浅，形状不规则，常被颗粒遮盖而不明显。④淋巴细胞：数量较多（20%~30%），核呈圆形或一侧有小凹陷，结构致密染色深。胞质少，在核周围薄薄地围成一圈，呈灰蓝色。⑤单核细胞：数量不多（3%~8%），是血液中体积最大的血细胞，核肾形、马蹄形或不规则形，着色较淋巴细胞的核浅，染色质排列成网状。细胞质较多，呈灰蓝色，也含有嗜天青颗粒。标本中常见外周不规则的单核细胞，是推片所致。

3）血小板：体积小，形态不规则，常聚集成群，位于其他血细胞之间。血小板中央有少许紫红色颗粒，为颗粒区，周边淡蓝色，为透明区。

【实验报告】

1. 疏松结缔组织分布于机体的哪些部位？有何特点及意义？

2. 比较三种软骨的异同：

	透明软骨	弹性软骨	纤维软骨
细胞			
纤维			
分布			

3. 在透明软骨的基质中为什么看不到纤维？

4. 密质骨与松质骨内骨板排列有何不同？

5. 观察血涂片，并绘出各种血细胞图。

（穆庆梅）

实验四　肌肉组织、神经组织

【实验目的】

1. 观察骨骼肌在纵断面和横断面上的一般形态结构（肌原纤维的排列，核的位置及明暗相间的横纹）。

2. 观察心肌的形态特点并与骨骼肌作比较。

3. 观察多极神经元的形态特点。

4. 观察触觉小体与环层小体的形态特点。

【实验材料】

1. 组织切片　①骨骼肌切片；②心肌切片；③脊髓横断切片；④指皮切片。

2. 显微镜、擦镜纸等。

【参考教材】

《人体形态与机能》第二章人体基本结构与功能第三节基本组织。

【实验内容和方法】

1. 骨骼肌（骨骼肌切片，HE 染色）

（1）肉眼观察：似长方形结构为骨骼肌的纵断面；似椭圆形的结构为骨骼肌的横断面。

（2）低倍镜观察：在骨骼肌的纵断面可见排列较密的肌纤维束，束间有结缔组织；在骨骼肌的横断面可见很多块状结构，为界限较清的肌纤维束和肌纤维横断面。

（3）高倍镜观察：纵断的骨骼肌细胞呈带状，核呈椭圆形，每个肌细胞内可见多个核，位于肌膜内下方，肌原纤维沿肌纤维长轴平行排列，有清楚的横纹，深色为暗带，浅色为明带，它们相间排列而成横纹；横断面肌纤维为圆形或多边形，核排列于细胞周边，肌原纤维呈点状。骨骼肌（铁苏木精染色）：此片特染横纹，主要在高倍镜下观察横纹的形态。

2. 心肌（心肌切片，HE 染色）

（1）肉眼观察：似长方形结构为心肌的纵断面；近似椭圆形的结构为心肌的横断面。

（2）低倍镜观察：全面观察标本，比较辨认心肌的两种切面，换高倍镜先观察纵断面后，再观察横断面。

（3）高倍镜观察：纵断面上，心肌细胞彼此吻合成网，一个核，卵圆形，位于肌纤维的中央。心肌细胞也有横纹，但不如骨骼肌明显。在纵断的心肌细胞上，可见和横纹同向但染色较深的线段样结构，此即闰盘，这是心肌的特有结构。心肌之间有结缔组织和血管。心肌细胞的横断面略呈圆形，核位于中央，但大多数肌细胞中央看不到核，肌细胞周边的肌原纤维排列较密，中央部分的比较稀疏。

心肌（铁苏木精染色）：此片特染闰盘，在高倍镜下可清晰观察到闰盘的位置及形态。

3. 神经元（脊髓横断切片，HE 染色）

（1）肉眼观察：脊髓横断面呈扁圆形，其外面包裹着脊髓膜，脊髓分为灰质和白质两部分。灰质居中，着色较深，形如蝴蝶（或称 H 形）。

（2）低倍镜观察：找到脊髓灰质，灰质中大小不等、形态不规则、染色深的结构为多极神经元。神经元周围圆形或卵圆形的细胞核为胶质细胞的核。镜下可见神经元胞体形态多样，突起多被切断，有的胞体内可见大而圆的细胞核及小而致密的核仁，选择细胞核、核仁清晰的神经

19

元换高倍镜观察。

（3）高倍镜观察：胞体大，形态不规则。胞质含有丰富的尼氏小体，尼氏小体为嗜碱性的大小不等的块状结构。胞核大而圆，位于细胞中央，核染色较浅。核仁一个，圆形，结构致密，红色。树突可切到 1~2 个，或数个，由胞体伸出时较粗，逐渐变细，内含尼氏体。轴突只有一个（一般不易切到），较细长，粗细均匀，不含尼氏体。轴突自胞体伸出处呈圆锥形区，色浅，其胞质不含尼氏体，即轴丘。

4. 神经末梢（指皮切片，HE 染色）

（1）肉眼观察：半圆形结构的凸面为指皮的表皮，其深部为真皮，真皮深部色浅，为皮下组织。

（2）低倍镜观察：表皮与真皮的交界处形成许多真皮乳头，有的真皮乳头内含有触觉小体；真皮的深层、皮下组织中存在有环层小体。触觉小体位于真皮乳头当中，长椭圆形，被囊细胞扁平形，呈层排列。环层小体存在于真皮的深层，圆形或椭圆形，被囊细胞呈同心圆状排列，似树之年轮。

【实验报告】

1. 骨骼肌为何又称横纹肌？横纹是如何形成的？

2. 心肌存在机体的什么部位？闰盘是如何形成的，有何功能？

3. 神经元胞体内含有哪两种特殊结构，有何功能？

4. 触觉小体和环层小体分别是何种感觉功能？

5. 树突和轴突有何异同？

6. 在 HE 染色的组织切片上如何识别神经细胞？

（穆庆梅）

实验五　坐骨神经腓肠肌标本制备

【实验目的】

掌握蟾蜍或蛙的捉拿及坐骨神经腓肠肌标本制备方法。

【实验原理】

蛙类的一些基本生理活动规律与温血动物相似，而维持其离体组织正常活动所需的条件比较简单，易于建立和控制。因此，在实验中常用蟾蜍或蛙的坐骨神经腓肠肌标本来观察兴奋与兴奋性、刺激与肌肉收缩等基本生理现象和过程。制备坐骨神经腓肠肌标本是机能实验中常用的一项基本技能。

坐骨神经属于发自于骶部脊髓的骶丛神经，支配大腿和小腿及足部的肌肉。其中小腿腓肠肌即是坐骨神经支配的较大的一块肌肉。腓肠肌是小腿上最表浅的一块肌肉，有较长而粗的肌腱。通过器械操作，可分离出带有有活性的坐骨神经的腓肠肌。

【实验对象】

蟾蜍或蛙。

【实验器材料】

蛙类手术器械一套，蛙板，培养皿，棉球，棉线，滴管，任氏液。

【实验内容】

1. 破坏脑和脊髓　取蟾蜍一只，用自来水把皮肤冲洗干净。左手握住蟾蜍，用示指按压其头部前端，拇指按压背部，右手持探针，从相当于枕骨大孔处垂直于体表刺入探针，然后通过枕骨大孔向前刺入颅腔，左右搅动，充分捣毁脑组织。接着将探针抽回至进针处，再向后刺入脊椎管，反复提插探针捣毁脊髓。（图 2-1）。此时如蟾蜍四肢松软，呼吸消失，表明脑和脊髓已完全破坏，否则应按上法反复进行。

2. 剪除躯干上部及内脏　在骶髂关节水平以上
0.5~1cm 处剪断脊柱，左手握住蟾蜍后肢，用拇指压住
骶骨，使蟾蜍头与内脏自然下垂，右手持粗剪刀，沿脊
柱两侧剪除一切内脏及头胸部，留下后肢、骶骨、脊柱
以及脊柱两侧的坐骨神经（图 2-2）。剪除过程中注意勿
损伤坐骨神经。

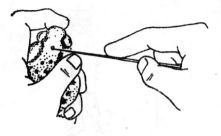

图 2-1　破坏蟾蜍脑脊髓

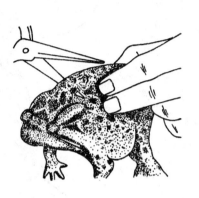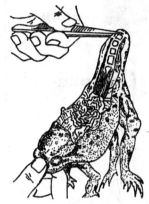

图 2-2　剪除躯干上部及内脏

3. 剥皮　握紧脊柱断端（注意不要握住或压
迫神经），右手握住其上的皮肤边缘，用力向下剥
掉全部后肢的皮肤（图 2-3）。把标本放进盛有任
氏液的培养皿中。将手及用过的剪刀、镊子等全
部手术器械洗净，再进行下面步骤。

4. 分离两腿　用镊子夹住脊柱将标本提起，
背面朝上，剪去向上突起的尾骨（注意勿损伤坐
骨神经）。然后沿中线用剪刀将脊柱和耻骨联合

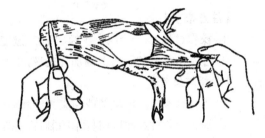

图 2-3　剥掉后肢皮肤

中央劈开两侧大腿，并完全分离。将两条腿浸入上述盛有任氏液的培养皿中。

5. 制作坐骨神经腓肠肌标本　取一蟾蜍腿置于蛙板上。

（1）游离坐骨神经：将腿标本腹面朝上放置，用玻璃分针沿脊柱旁游离坐骨神经，并于近
脊柱处剪断（可连有 2~3 节脊椎骨）。再将标本背面朝上放置，把梨状肌及其附近的结缔组织剪
去。循坐骨神经沟（股二头肌与半膜肌之间的裂缝处），找出坐骨神经的大腿段（图 2-4）。用玻
璃分针仔细剥离，并将坐骨神经一直游离至腘窝，其间将影响剥离的坐骨神经分支剪断。

（2）完成坐骨神经小腿标本：将游离干净的坐骨神经搭于腓肠肌上，在膝关节周围剪掉全
部大腿肌肉，并用粗剪刀将股骨刮干净，然后在股骨中部剪去上段股骨，保留的部分就是坐骨
神经小腿标本。

（3）完成坐骨神经腓肠肌标本（图 2-5）：将上述坐骨神经小腿标本在跟腱处穿线结扎后，于
结扎处远端剪断跟腱，游离腓肠肌至膝关节囊，将小腿其余部分剪掉，这样就制得一个具有附
着在股骨上的腓肠肌并带有支配腓肌的坐骨神经的标本。

6. 检查标本兴奋性：用经任氏液润湿的锌铜弓轻轻接触一下坐骨神经，如腓肠肌发生迅速
而明显的收缩，则表明标本的兴奋性良好，即可将标本放在盛有任氏液的培养皿中，以备实验
用。若无锌铜弓，亦可用中等强度单个电刺激作上述测试。

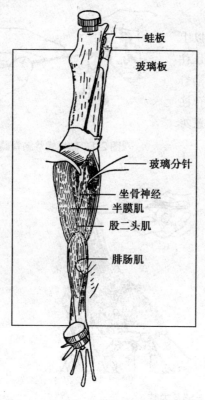

图 2-4 分离坐骨神经

图 2-5 坐骨神经腓肠肌标本

【注意事项】

1. 操作过程中，勿污染、压榨、损伤、过度牵拉神经和肌肉。

2. 经常给神经和肌肉上滴加任氏液，防止表面干燥，以保持其正常兴奋性。

【分析与思考】

1. 为什么不能过度牵拉或钳夹神经和肌肉？这对临床手术有何启示？

2. 通过坐骨神经腓肠肌标本的制备，你学会了哪些器械操作？

（陈宝琅）

实验六 刺激强度和刺激频率对肌肉收缩的影响

【实验目的】

1. 观察给予不同强度刺激时骨骼肌的收缩情况，以验证刺激与肌肉收缩反应的关系，找出阈强度。

2. 观察给予不同频率的刺激时骨骼肌的收缩情况，以验证刺激频率与肌肉反应的关系。

【实验原理】

坐骨神经是由多条神经纤维组成的神经干，神经干中各组成纤维的兴奋性有所不同。若以该神经所支配肌肉的收缩作为神经兴奋的检测指标，将刚刚引起肌肉收缩所需的刺激强度称为阈强度，其对应的刺激称为阈刺激。随着刺激强度的增大，坐骨神经干中发生兴奋的纤维数目随之增多，肌肉收缩的幅度也随之增大。当神经干中的全部纤维都发生兴奋时，所需的最低刺激强度称为最适强度。此时，它所支配肌肉的收缩幅度达到最大。阈强度以上的刺激称为阈上刺激。超过最适强度的刺激，神经所支配肌肉的收缩幅度不再增强。过强的刺激容易引起神经和肌肉的疲劳和损伤。

当给肌肉一个阈上刺激时，肌肉即发生一次收缩反应，称为单收缩。单收缩的全过程可分为潜伏期、缩短期和舒张期。蟾蜍腓肠肌的单收缩共历时 0.12 秒,若给肌肉两个以上有效刺激,且使每两个刺激的间隔时间大于该肌肉单收缩的总时程,则肌肉将出现一连串各自分离的单收缩。若增大刺激频率,使每两个刺激的间隔时间小于该肌肉单收缩的总时程,则肌肉的收缩可以总和起来,出现连续的收缩,称为复合收缩。包括①不完全强直收缩:刺激间隔短于单收缩时程而长于缩短期,,即新的收缩发生于前次收缩的舒张期,肌肉的收缩反应融合,出现持续的锯齿状收缩曲线。②完全强直收缩:继续增大刺激频率,使刺激间隔短于缩短期,每次新的收缩都产生于前次收缩的缩短期中,肌肉的收缩反应完全融合,而出现一持续的收缩曲线。强直收缩产生的肌张力要比单收缩强 3~4 倍。

【实验对象】

蟾蜍或蛙。

【实验材料】

BL-420F 生物信号采集记录系统,张力换能器,刺激电极,蛙类手术器械一套,铁支架,双凹夹,培养皿,棉球,棉线,滴管,任氏液等。

【实验内容】

1. 制备坐骨神经腓肠肌标本,将其在任氏液中浸泡十分钟左右,使其兴奋性较稳定。

2. 仪器标本连接

(1)将张力换能器固定在铁支架上,肌肉标本的股骨固定于支架下端,腓肠肌跟腱的结扎线连于张力换能器的受力片上,连线应松紧适宜,并与桌面垂直,张力换能器的输入端接 BL-420F 系统的 1 通道插座。

(2)把穿好线的坐骨神经轻轻提起,放在刺激电极上或将刺激电极与肌肉直接接触。

3. 观察刺激强度与收缩的关系

(1)选定"实验项目"、"肌肉神经实验"、"刺激强度与反应的关系"。在弹出的"设置刺激强度与反应关系实验参数"对话框中输入相关参数。默认状态:起始刺激强度 10mV,刺激强度增量 10mV,刺激时间间隔 5 秒,实验方式选择"程控"。以上参数可根据标本状态重新设定。

(2)测定阈强度和最适强度:点击刺激器调节区的"启动刺激"按钮,开始记录。从初始刺激强度开始,逐渐增大刺激强度,直至出现肌肉收缩,记录此时的强度(即阈强度,相应的刺激即为阈刺激)。随后增大刺激强度,收缩曲线亦增大,当收缩曲线增大到最大时(不再随刺激强度而增大),该刺激强度即为最适强度,该强度的刺激称最大刺激,相应的收缩为最大收缩。

(3)实验完毕,结束实验,进行资料重显(即反演)、剪辑并打印结果。需在记录纸上注明每次刺激的强度,标出阈刺激与最大刺激。

4. 观察刺激频率与肌肉收缩的关系 选定"实验项目"、"肌肉神经实验"、"刺激频率与反应的关系"。在弹出的"设置刺激频率与反应关系实验参数"对话框中输入三种收缩形式的刺激参数,包括刺激强度、刺激频率和个数等。默认状态为:刺激强度:2.0V;频率阶梯:2Hz。

收缩形式	刺激频率 Hz	串长	时延(s)
单收缩	1	3	3
不完全强直收缩	5	15	3
完全强直收缩	20	60	10

若选定"经典实验",系统将按照设置输出三组不同的刺激;若选定"现代实验",系统以初始频率为基础,按频率阶梯数值递增刺激频率。观察收缩形式的变化。

【注意事项】

1. 每两次刺激之间必须让标本休息 15 秒。

2. 经常给标本滴加任氏液以维持兴奋性于良好状态。

【分析与思考】

1. 刺激强度达到最适强度时，收缩达到最大收缩；刺激超过最适强度后，为什么收缩不再增大？

2. 增大刺激频率，收缩发生复合，可产生不完全强直收缩和完全强直收缩。这一收缩现象，从兴奋性不应期上考虑，你认为骨骼肌的不应期是长还是短？要是换成心肌，是否也可以产生类似的强直收缩？

（陈宝琅）

实验七　神经干动作电位的引导、神经干动作电位 传导速度的测定、神经干不应期的测定

【实验目的】

用电生理方法引导、记录蟾蜍坐骨神经（混合神经干）的复合动作电位（AP），以观察其基本波形，测定动作电位在神经干上的传导速度和神经纤维的不应期。

【实验原理】

可兴奋组织兴奋时，膜电位发生一短暂的变化，由安静状态下的膜外正膜内负（静息电位）变为兴奋状态下的膜外负膜内正（去极化）。这种短暂的可传播的膜电位变化称为动作电位，它可作为兴奋的客观标志。如果神经干的兴奋先后通过两个引导电极处，可记录到两个方向相反的电位偏转波形，称为双向动作电位；如果两个引导电极之间的神经有损伤，则兴奋不能由第一个电极传至第二个电极，只能记录到一个方向的电位偏转波形，称为单向动作电位。神经干由很多兴奋性不同的神经纤维组成，故其动作电位的幅度在一定范围内可随刺激强度的变化而变化，这与单根神经纤维的动作电位不同。

根据两组记录电极引导的两个峰电位尖之间的时间差，可算出兴奋在神经上的传导速度，传导速度的快慢主要在于纤维粗细及有无髓鞘的影响。

可兴奋组织在一次兴奋过程中，其兴奋性会发生一个规律性的时相变化。依次经历绝对不应期、相对不应期、超常期和低常期，然后再恢复到正常的兴奋性水平。本实验通过观察动作电位是否出现及幅值的改变情况来测定神经兴奋不应期。

【实验对象】

蟾蜍或蛙。

【实验材料】

BL-420F系统，蛙类手术器械一套，神经屏蔽盒，培养皿，棉球，棉线，滴管，任氏液等。

【实验内容】

1. 蟾蜍坐骨神经腓神经标本制备　与坐骨神经腓肠肌标本制备方法大体相同，但分离皮肤时要用剪刀剪断皮下结缔组织，不要撕皮；分离神经时，用剪刀剪开周围的结缔组织膜和神经分支，以免损伤神经主干。分离出膝关节以上的坐骨神经后，再向下分离腓神经和胫神经至踝关节。在脊柱根部和踝关节处分别用棉线结扎神经两端，在结扎线以外剪断神经。轻轻提拉结扎线，把坐骨神经腓神经标本浸入盛有任氏液的培养皿中备用。

2. 按图连接仪器，并将神经干标本置入屏蔽盒。（图2-6）

3. 软件操作　点击启动BL-420F系统，依次选定"实验项目"、"神经肌肉实验"、"神经干动作电位"。如动作电位理想，开始记录。

4. 观察并测量动作电位

（1）双向动作电位：调整刺激强度、增益等参数，使出现理想的双向动作电位。开始记录。测量动作电位的波幅和波宽。

24

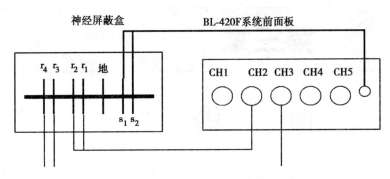

图 2-6　引导神经干动作电位的装置

r_1、r_2 和 r_3、r_4 为两对引导电极；s_1、s_2 为刺激电极；地：接地。

BL-420F 系统：r_1、r_2 接 1 通道插座，r_3、r_4 接 2 通道插座，s_1、s_2 接刺激输出插座

（2）测定阈强度和最适强度：选定"刺激强度 1"，强度值从最小开始逐渐增大，至动作电位刚出现时为阈值，随后增大刺激强度，动作电位亦增大，当动作电位增大到最大时（不再随刺激强度而增大），该刺激强度即为最适强度，相应的刺激为最大刺激。

（3）完成实验后剪辑并打印结果。

5. 神经干动作电位传导速度测定

（1）依次选定"实验项目"、"神经肌肉实验"、"神经干兴奋传导速度测定"。如动作电位理想，开始记录。

（2）在弹出的"传导电极距离"对话框中，输入 r_1、r_3 引导电极的实际距离，按"确认"键。

（3）点击工具条"区间测量"按钮，测量两动作电位向上的波峰之间的时间，在信息显示区显示时间、传导速度等数值。

6. 神经干不应期的测定

（1）依次选定"实验项目"、"肌肉神经实验"、"神经干兴奋不应期测定"。

（2）在弹出的"神经干兴奋不应期实验参数"对话框中，输入相关参数。默认状态为起始波间隔 5.00ms，波间隔减量 0.50ms，刺激时间间隔 2 秒。也可自行设定。实验方式选择"程控"。波间隔自动按设置逐渐减小，两动作电位靠近，当第二个动作电位刚好变小，记下该时间（T_2）；至第二个动作电位消失，记下该时间（T_1）。动作电位开始至 T_1 为绝对不应期，T_1 至 T_2 大致为相对不应期。

【注意事项】

1. 经常给标本滴加任氏液以维持兴奋性于良好状态。

2. 神经干应与每个电极密切接触，且不可打折。

3. 实验完毕应仔细清洗并擦干标本盒，以免残留的盐溶液导致电极腐蚀生锈。

【分析与思考】

1. 什么是动作电位？动作电位的产生需要什么条件？动作电位的意义是什么？

2. 动作电位具有"全或无"特点，而且是脉冲式产生、不可以叠加，本实验的现象之一是随着刺激强度的增大，动作电位的幅度也增大，为什么会出现这样的"反常"呢？

（陈宝琅）

第三章

血　液

实验八　ABO血型鉴定

【实验目的】

学习ABO血型鉴定方法及末梢采血技术,观察红细胞凝集现象。

【实验原理】

血型通常是指红细胞膜上特异性抗原(即凝集原)的类型。ABO血型是根据红细胞膜上所含特异性抗原的种类和有无而将血液分为四型:红细胞膜上只含A抗原的为A型;只含B抗原的为B型;同时含有A与B两种抗原的为AB型;不含A与B抗原的为O型。不同血型的人,其血清中含有不同的抗体,A型人的血清中,只含有抗B抗体;B型人的血清中,只含有抗A抗体;AB型人的血清中无抗A和抗B抗体;O型人的血清中同时含有抗A和抗B抗体。

将血型不合的血液滴加在玻片上使之混合,红细胞可凝集成簇,这个现象称红细胞凝集。ABO血型鉴定就是利用抗原与相应的抗体相遇发生凝集反应的原理,用已知的标准A、B血清(分别含抗B和抗A抗体),分别与受检者的红细胞混合,根据是否发生红细胞凝集反应,判定红细胞所含的抗原(即凝集原),从而确定受检者的血型。

【实验对象】

人。

【实验材料】

采血针、消毒牙签、碘伏、无菌干棉签、显微镜、人类标准A、B血清、玻片、滴管、记号笔等。

【实验内容】

(一)玻片法

1. 将已知的A型和B型标准血清各一滴,分别滴在玻片的两端,并用记号笔分别标明A、B。

2. 取无菌干棉签蘸碘伏,消毒指端皮肤(一般选无名指),用采血针刺破皮肤,用消毒牙签一端蘸血与玻片一端的标准血清混匀,用牙签的另一端蘸血与玻片另一端的标准血清混匀。用无菌干棉签拭去指端余血并压迫止血。

3. 数分钟后用肉眼观察红细胞有无凝集现象。如无凝集,可静置15分钟后再观察,必要时可用显微镜观察。

(二)试管法

取小试管2支,用记号笔标明A、B,分别加入相应的标准血清各2滴。再在试管中加入红细胞悬液1~2滴(刺破指端皮肤后,滴1~2滴血于盛有1ml生理盐水的小试管中,混匀即制成红细胞悬液,浓度约5%),混匀。以1000r/min的速度离心1~2分钟后取出试管,用手指轻弹管底,使沉淀物被弹起,在光源下观察结果。若沉淀物呈团状浮起,表示发生凝集现象,若沉淀物边缘呈烟雾状逐渐上升,最终使试管内溶液恢复红细胞悬液状态,则表示无凝集现象。

26

【注意事项】

1. 试管法较玻片法准确。

2. 玻片法用牙签蘸血与血清混合时,谨防两种血清接触。

3. 血清必须新鲜,污染后可产生假凝集。

4. 区分红细胞凝集与叠连,轻轻晃动玻片,若红细胞散开表明是叠连,否则为凝集。

【分析与思考】

ABO 血型的分类依据是什么?

(王会霞)

实验九 血液凝固和影响血液凝固的因素

【实验目的】

以血液凝固时间为指标,观察促凝和抗凝因素对血液凝固的影响。

【实验原理】

血液凝固是指血液由流动的液体状态变成不能流动的凝胶状态的过程。血液凝固是一系列复杂的酶促反应,需要多种凝血因子参与。血液凝固途径包括内源性凝血途径和外源性凝血途径。内源性凝血途径由因子Ⅻ被激活而启动,外源性凝血途径由组织因子(因子Ⅲ)暴露于血液而启动。血液凝固的本质是血浆中的纤维蛋白原转变成了纤维蛋白并互相交织成网,网罗了血液中的有形成分,使血液由液体状态变为凝胶状态。本实验采用兔颈总动脉取血,由于血液几乎没有和组织因子接触,其凝血过程主要是由内源性凝血途径所触发。肺组织含有丰富的组织因子,本实验利用肺组织浸液观察外源性凝血途径的作用。血液凝固受许多因素影响,如温度、接触面的光滑程度等,温度升高,增加了酶的活性,加速酶促反应,粗糙面加速因子Ⅻ激活以及血小板的黏附聚集,均使血液凝固加速。

【实验对象】

家兔。

【实验材料】

哺乳动物手术器械一套、兔手术台、动脉插管、动脉夹、注射器、小试管 8 支、小烧杯 2 个、计时器、竹签、恒温水浴槽、冰块、棉花、液状石蜡、肝素、草酸钾、肺组织浸出液等。

【实验内容】

1. 麻醉与固定 用 20% 氨基甲酸乙酯溶液,按 5ml/kg 经兔耳缘静脉注射,麻醉后将兔仰卧位固定于兔台上。

2. 手术 将颈前部兔毛剪去,于颈前部正中从甲状软骨下至胸骨上,切开皮肤约 7cm,用止血钳分离皮下组织、肌肉等,在气管的一侧用拇指和示指将皮肤和肌肉提起并外翻,另外三指在皮肤外向上顶,便可看到与气管平行的颈动脉鞘。

3. 颈动脉插管 在颈动脉鞘内找到颈总动脉,尽可能长地分离一侧颈总动脉,在其下方穿两根丝线,一根在远心端结扎血管,用动脉夹夹住血管的近心端,结扎线与动脉夹之间的血管长度越长越好,至少有 3cm 左右。另一根丝线置于此段血管下方。用眼科剪在尽量靠近远心端结扎处剪一斜形切口,约切开管径的 1/2,然后将准备好的动脉插管向心脏方向插入血管,用穿好的丝线结扎牢固,并用此丝线在插管的突起上束紧固定,防止插管从血管切口处滑出。

4. 观察项目

(1) 观察促凝和抗凝因素对血液凝固的影响:将 8 支试管编号并按表 3-1 中的要求准备好,打开动脉夹,每管加入血液 2ml,即刻开始计时,6、7、8 号管加入血液后轻轻摇匀,使血液与试剂充分混合,每隔 15 秒将试管倾斜一次,至血液不再流动为止。依次将结果填入表 3-1 中。

表 3-1 血液凝固及其影响因素

编号	实验条件	凝血时间	解释
1	对照管		
2	放少许棉花		
3	液状石蜡润滑内表面		
4	置于 37℃ 水浴槽中		
5	置于冰水浴槽中		
6	加肝素 8U		
7	加草酸钾 1~2mg		
8	加肺组织浸出液 1ml		

(2) 观察纤维蛋白原与血液凝固的关系：取小烧杯 2 个，各放入血液 10ml，其中一杯用竹签不断搅动，另一杯静置，比较两杯的血液凝固情况。用水清洗竹签上的血液，观察纤维蛋白。

【注意事项】

1. 每支试管口径大小及采血量要一致。

2. 计时必须准确。

3. 判断血液凝固的标准要一致。

附：肺组织浸液的制备 取新鲜兔肺剪成小块，洗净血液，磨成糊状。加同体积生理盐水，摇匀。静置 6 小时后离心，取上清液保存于冰箱内备用。

【分析与思考】

1. 血液凝固的过程怎样？竹签搅动血液后血液是否凝固？为什么？

2. 内源性凝血和外源性凝血有何区别？

（王会霞）

实验十 红细胞渗透脆性试验

【实验目的】

观察低渗盐溶液对红细胞形态的影响，加深理解血浆渗透压的相对稳定对维持细胞正常形态和功能的重要性。

【实验原理】

在临床或生理实验所使用的各种溶液中，其渗透压与血浆渗透压相等的称为等渗溶液，如 0.9%NaCl 溶液和 5% 的葡萄糖溶液，高于或低于血浆渗透压的则分别称为高渗或低渗溶液。

红细胞在低渗盐溶液中发生膨胀破裂的特性，称为红细胞的渗透脆性。将正常红细胞置于渗透压递减的一系列低渗盐溶液中，水在渗透压差的作用下进入红细胞，使红细胞逐渐胀大成球形直至破裂溶血。实验证明，正常人的红细胞在 0.45%~0.40%NaCl 溶液中，部分红细胞开始破裂出现溶血，在 0.35%~0.30%NaCl 溶液中全部溶血。

【实验对象】

人或动物。

【实验材料】

抗凝血、1%NaCl 溶液、蒸馏水、试管架、小试管 10 支、滴管、吸管、2ml 注射器、记号笔等。

【实验内容】

1. NaCl 低渗溶液的制备 取小试管 10 支，依次标号排列于试管架上。按照表 3-2 配成 0.25%~0.70% 的不同浓度的 NaCl 低渗溶液，共 10 种浓度，每个试管的溶液均为 2ml。

表 3-2　NaCl 低渗溶液的配制

试管号	1	2	3	4	5	6	7	8	9	10
1%NaCl 溶液(ml)	1.4	1.3	1.2	1.1	1.0	0.9	0.8	0.7	0.6	0.5
蒸馏水(ml)	0.6	0.7	0.8	0.9	1.0	1.1	1.2	1.3	1.4	1.5
NaCl 浓度(ml)	0.70	0.65	0.60	0.55	0.50	0.45	0.40	0.35	0.30	0.25

2. 采血　如用人血，常规皮肤消毒，用一次性注射器抽取肘静脉血 2ml；如用兔血，可由心脏采血。

取血后拔出针头，立即将血液沿试管壁缓缓放入已盛有干燥草酸盐抗凝剂的试管内，拇指堵住管口轻轻翻转 3~4 次，使血液与抗凝剂充分混匀，避免剧烈振荡，以免红细胞破坏（抗凝剂制备见后）。或选用肝素钠抗凝管直接采血，采血后，轻轻翻转抗凝管 3~4 次，使血液与抗凝剂充分混匀。

3. 取血　用滴管取血，在试管架上的 10 支试管中各加一滴血，并与试管中的 NaCl 溶液充分混合，在室温下静置 30~60 分钟。

4. 观察结果　根据混合液的颜色和浑浊度不同，可出现下列三种现象。

（1）小试管内液体完全变成透明红色，管底无沉淀，说明红细胞完全溶解，称为完全溶血。

（2）小试管内液体下层为浑浊颜色，而上层为透明红色，说明只有部分红细胞被破坏和溶解，称为不完全溶血。

（3）小试管内液体下层为浑浊颜色，而上层为无色透明，说明没有溶血。

5. 记录　记录所测定的红细胞脆性范围，即开始溶血时的 NaCl 溶液浓度与完全溶血时的 NaCl 溶液浓度。正常情况下，开始溶血的 NaCl 溶液浓度为 0.45%~0.40%，完全溶血为 0.35%~0.30%。

【注意事项】

1. 小试管必须清洁干燥。

2. 不同浓度的低渗 NaCl 溶液配制应准确。

3. 各试管中加入的血量应相同。

4. 在光线明亮处观察。

【分析与思考】

1. 为什么同一个体红细胞的渗透脆性不同？

2. 输 NaCl 溶液时为何用 0.9% 的 NaCl 溶液？

附：抗凝剂制备　草酸钾 0.8g+ 草酸铵 1.2g+ 蒸馏水至 100ml。将上述溶液取 0.2ml 加入试管或小瓶（如青霉素瓶）内，置于 60~80℃烤箱中烘干待用。

（王会霞）

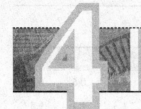

第四章

运 动 系 统

实验十一 躯干骨及其连结

【实验目的】

1. 观察椎骨的一般形态,辨认椎骨的主要结构。观察骶骨的形态,辨认其主要结构。

2. 比较颈椎、胸椎、腰椎和寰椎、枢椎、隆椎的形态特点。

3. 观察胸骨和肋的形态,辨认其主要结构。

4. 观察椎间盘的形态,查看其性状及构造,理解其功能。

5. 观察椎骨连结中韧带的附着部位,查看关节突关节的位置及构成。

6. 观察肋的连结。

7. 观察脊柱、胸廓的位置和构成,观察脊柱和胸廓的整体观。

8. 在活体上能够准确定位躯干骨的骨性标志。

9. 能准确做出脊柱和胸廓的运动。

【实验材料】

1. 颈椎、胸椎、腰椎、骶骨、尾骨、胸骨和肋的标本、模型和挂图。

2. 脊柱、胸廓、椎骨间连结的标本、模型和挂图。

【参考教材】

《人体形态与机能》第四章运动系统第一节骨与骨连结。

【实验内容和方法】

1. 观察躯干骨的形态、位置,辨认其主要结构 观察标本时,要把标本放在解剖位置,分清其上、下、前、后、左、右各方向。如有疑问,可放置完整骨架上,观察比较来解决。

(1) 椎骨的一般结构:椎体、椎弓、椎弓根、椎弓板、椎孔、棘突、横突、上关节突、下关节突、椎上切迹、椎下切迹、椎间孔。

(2) 各部椎骨的特点:观察颈椎、胸椎和腰椎的形态结构,比较它们的异同。

1) 颈椎:椎体小,横突上有横突孔,第2~6颈椎的棘突末端分叉,第3~7颈椎体上面两侧缘有向上微突的椎体钩。第1颈椎又称寰椎,无椎体、棘突和关节突,由前弓、后弓和两个侧块构成,前弓后面正中有齿突凹。第2颈椎又称枢椎,椎体向上伸出一齿突。第七颈椎又称隆椎,棘突最长,末端不分叉。

2) 胸椎:有上肋凹、下肋凹和横突肋凹,关节突关节面呈冠状位,棘突细长斜向后下方。

3) 腰椎:椎体粗大,关节突关节面呈矢状位。棘突宽短,呈板状水平后伸。

各部椎骨特点歌诀:椎骨外形不规范,各有特点记心间;颈椎体小棘发叉,横突有孔很明显;胸椎两侧有肋凹,棘突迭瓦下斜尖;腰椎特点体积大,棘突后伸宽双扁。

4) 骶骨:由5块骶椎融合而成,有骶岬、骶前孔、骶后孔、骶管、骶管裂孔、骶角、耳状面等结构。

5) 尾骨:由4块退化的尾椎融合而成。

（3）胸骨：分胸骨柄、胸骨体和剑突三部分，有胸骨角、颈静脉切迹、锁切迹、肋切迹等结构。在骨架上查看胸骨角两侧是否连结第 2 肋。

（4）肋：由肋骨和肋软骨构成，有肋头、肋颈、肋结节、肋角、肋沟等结构。拿一根典型的肋骨来辨认其形态及结构，注意肋骨的拿持方法及辨别左、右侧法。

2. 观察辨认躯干骨的连结

（1）椎骨的连结

1）椎间盘：位于相邻的两块椎体之间，由周围的纤维环和中央的髓核构成。观察椎间盘后外侧部与椎管、椎间孔的位置关系；用手指按压椎间盘，观察其厚度改变，理解脊柱朝不同弯曲时椎间盘厚度的变化。观察各部椎间盘厚度，理解腰、颈部活动度较大的原因。

2）韧带：有前纵韧带、后纵韧带、棘上韧带、黄韧带、棘间韧带、横突间韧带。观察这些韧带的附着部位，棘间韧带与黄韧带、棘上韧带的位置关系。

3）关节：有关节突关节、钩椎关节、寰枢关节、寰枕关节。查看这些关节的构成。关节突关节由相邻椎骨的上、下关节突构成；钩椎关节由颈椎的椎体钩与上位椎体下面的两侧唇缘相接形成；寰枢关节由寰椎和枢椎构成；寰枕关节由寰椎两侧块的上关节面和枕骨的枕髁构成。

（2）脊柱的整体观：前面椎体自上而下逐渐增大；后面棘突排列形态各异；侧面有四个生理弯曲即颈曲、胸曲、腰曲、骶曲。要理解侧面弯曲的形成及其作用。

（3）肋的连结：肋椎关节包括肋头关节和肋横突关节。肋头关节由肋头与相应胸椎体的上、下肋凹构成。肋横突关节由肋结节与相应胸椎横突肋凹构成。胸肋关节由第 2~7 肋软骨与胸骨相应的肋切迹构成。第 1 肋与胸骨柄之间为软骨连结，第 8~10 肋软骨的前端依次与上位肋软骨下缘构成软骨连结，形成肋弓。第 11、12 肋前端游离于腹壁肌层中。

在标本上观察肋椎关节（包括肋头关节和肋横突关节）和胸肋关节的构成。观察胸廓的标本，比较第 1 肋、第 2~7 肋、第 8~10 肋和第 11~12 肋的前端连结的异同。

（4）胸廓的整体观：胸廓由 12 块胸椎、12 对肋和 1 块胸骨连结而成。胸廓上口由胸骨柄上缘、第 1 肋和第 1 胸椎围成。胸廓下口由第 12 胸椎、第 12 肋与第 11 肋前端、肋弓和剑突围成。在标本上观察胸廓的形态。

3. 在活体上准确摸出躯干骨的骨性标志 第 7 颈椎棘突、腰椎棘突、骶角、颈静脉切迹、胸骨角、剑突、肋弓等。

4. 做出脊柱和胸廓的运动 脊柱可作前屈、后伸、侧屈、旋转和环转运动。胸廓的运动包括吸气和呼气的动作，吸气时，肋前端上提，胸骨前移，肋体向外扩展；呼气时，胸廓作相反的运动，使胸腔容积减小。

【实验报告】

1. 椎骨的主要结构有哪些？各部椎骨的特点是什么？

2. 请在身体上摸出椎骨的骨性标志，并说出其临床意义。

3. 椎骨是如何连接的？脊柱有哪些弯曲？请做出脊柱的运动。

4. 脊柱前屈和伸直时，腰部椎间盘受到压力有何不同？

5. 根据标本和模型，探讨颈椎病发病的解剖学原因及出现的症状。

6. 根据标本和模型，探讨腰椎间盘突出的解剖学原因及出现的症状。

7. 腰椎穿刺如何确定进针部位？针刺入椎管由浅入深要经过哪些结构？

8. 胸廓是如何构成的？有何特点？

（陈 尚）

实验十二　颅骨及其连结

【实验目的】

1. 观察脑颅骨和面颅骨的形态及位置。

2. 观察下颌骨和舌骨的分部,辨认其主要结构。

3. 观察颅顶面、侧面观,辨认其主要结构。

4. 观察眶的形态及构成,探查其交通;观察骨性鼻腔的形态、构成,查看其外侧壁上的结构。

5. 查看额窦、蝶窦、筛窦和上颌窦的位置、形态及开口部位。

6. 观察颅底内面,区分颅前窝、颅中窝和颅后窝,查看其主要结构。

7. 观察颅底外面,区分前区和后区,查看其主要结构。

8. 在活体上能准确定位颅骨的骨性标志。

9. 观察颞下颌关节的组成、结构特点,并能准确做出该关节的运动。

10. 观察新生儿颅,查看前囟、后囟的形态及位置,理解其生后的变化。

【实验材料】

1. 人体骨架标本、颅骨的游离骨标本、颅的整体标本。

2. 颅的水平面、正中矢状面标本、模型、挂图。

3. 新生儿颅的标本、模型、挂图。

4. 完整或关节囊已切开的颞下颌关节标本。

【参考教材】

《人体形态与机能》第四章运动系统第一节骨与骨连结。

【实验内容和方法】

1. 颅骨　在颅的标本和模型上观察颅骨的形态和位置,辨认下颌骨和舌骨的主要结构。

(1) 脑颅骨:额骨1块、顶骨2块、枕骨1块、颞骨2块、蝶骨1块、筛骨1块。要结合人体触摸脑颅骨。

(2) 面颅骨:上颌骨2块、鼻骨2块、泪骨2块、颧骨2块、腭骨2块、下鼻甲骨2块、犁骨1块、舌骨1块、下颌骨1块。要结合人体触摸面颅骨。

(3) 下颌骨和舌骨:下颌骨分1体2支,下颌体的结构有牙槽弓、牙槽、颏孔、颏棘,下颌支的结构有髁突(下颌头和下颌颈)、冠突、下颌角、下颌孔。舌骨的结构有舌骨体、大角、小角。

2. 颅的整体观　观察颅的标本和模型,从不同方位辨认其主要结构。

(1) 颅的顶面观:冠状缝、矢状缝、人字缝。

(2) 颅的侧面观:有外耳门、颧弓、颞窝、翼点、乳突、下颌骨的髁突、下颌角等结构。注意翼点的位置和结构特点。

(3) 颅的前面观:颅的前面观,从上到下可见眶、骨性鼻腔、骨性口腔。

1) 眶:为一对四棱锥体形的腔,有眶口、眶尖和四壁构成。眶的主要结构有:眶上孔、眶下孔、视神经管、泪腺窝、泪囊窝、眶上裂、眶下裂。注意泪囊窝、眶上裂、眶下裂的通连。

2) 骨性鼻腔:其主要结构有梨状孔、鼻后孔、骨性鼻中隔、鼻腔外侧壁(上、中、下鼻甲、上、中、下鼻道)、蝶筛隐窝。

3) 鼻旁窦:包括上颌窦、额窦、筛窦、蝶窦。在颅的标本、模型观察,注意其位置、形态和开口部位。

4) 骨性口腔:由上颌骨、腭骨和下颌骨围成,向后通口咽。

(4) 颅底内面观:颅前窝的结构有筛板、筛孔、鸡冠;颅中窝的结构有蝶骨体、垂体窝、视神经管、眶上裂、圆孔、卵圆孔、棘孔；颅后窝的结构有枕骨大孔、横窦沟、乙状窦沟、颈静脉孔、舌下神经管内口、内耳门、内耳道。

颅底内面歌诀：内观颅底结构多，分为前中后颅窝；由高到低像阶梯，从前向后依次说；前窝中部有筛板，鸡冠下对鼻中隔；筛板有孔眶板薄，颅部外伤易骨折；眼窝出现淤血斑，血脊鼻漏莫堵塞；中窝中部有蝶鞍，上面有个垂体窝；窝内容纳脑垂体，颈动脉沟两侧过；两侧孔裂共六对，位置对称莫记错；蝶鞍前方有两个，都与眼眶相连通；圆卵棘孔加破裂，蝶鞍两侧各一个；中窝易折有特点，血脊耳漏破鼓膜；岩部后为颅后窝，枕骨大孔很清楚；大孔外侧有三洞，门孔加管各一个；枕内隆凸两侧看，横连乙状像条河。

（5）颅底外面观：前部有牙槽弓、骨腭、鼻后孔、翼突、卵圆孔和棘孔等；后部有枕外隆凸、上项线、枕髁、破裂孔、颈静脉孔、颈动脉管外口、茎突、茎乳孔、舌下神经管外口、下颌窝、关节结节等。注意茎乳孔的通连。

3. 活体观察触摸颅骨的骨性标志 颅骨的骨性标志有：乳突、颧弓、下颌角、枕外隆凸、下颌骨髁突。

4. 颅骨的连结及运动 颅骨大多数以缝和软骨直接连结，颅骨唯一的关节为颞下颌关节。颞下颌关节（下颌关节）：由下颌骨的髁突与颞骨的下颌窝和关节结节组成；关节囊较松弛，关节腔内有关节盘分上、下两部分；两侧必须同时运动，可使下颌骨作上提、下降、前移、后退和侧方运动。

注意观察关节面的形态，查看关节盘、外侧韧带及关节囊的薄弱处。在人体做出下颌关节的运动。

5. 新生儿颅的特征 观察新生儿颅，查看前囟、后囟的形态及位置，理解其生后的变化。前囟位于两顶骨与额骨之间，呈菱形，约 1~2 岁时闭合。后囟位于两顶骨与枕骨之间，呈三角形，出生后不久即闭合。

【实验报告】

1. 观察颅的标本和模型，指出脑颅骨和面颅骨各有哪些骨组成？位于何处？并在人体体表上摸出。

2. 在颅的标本和模型上观察并辨认颅的顶面观、侧面观、前面观、颅底内面观和外面观的结构。

3. 颅底骨折时可能出现何症状？为什么？

4. 在人体摸出颅骨的骨性标志。

5. 颞下颌关节是如何构成的？有何结构特点？请做出其运动。

（陈 尚）

实验十三 上肢骨及其连结

【实验目的】

1. 观察上肢骨的位置及其邻接关系，查看上肢骨与躯干骨的连接部位。

2. 观察锁骨、肩胛骨、肱骨、尺骨、桡骨的形态，辨认其结构。观察腕骨的形态、排列和掌骨、指骨的形态及邻接关系。

3. 在活体上能准确定位上肢骨的骨性标志。

4. 观察胸锁关节、肩锁关节、肩关节、肘关节、腕关节的组成、结构特点。

5. 查看腕骨间关节、腕掌关节、掌指关节、指骨间关节的形态特征。

6. 能准确做出胸锁关节、肩关节、肘关节、腕关节、腕掌关节、掌指关节、指骨间关节的运动。

【实验材料】

1. 人体骨骼标本、模型。

2. 上肢骨的游离标本、模型和挂图。

3. 胸锁关节、肩关节、肘关节、腕关节的标本、模型和挂图。

4. 手骨的游离标本、模型和挂图。

【参考教材】

《人体形态与机能》第四章运动系统第一节骨与骨连结。

【实验内容和方法】

1. 上肢骨　对照完整骨架,观察上肢骨的位置、形态及其邻接关系。将上肢骨的游离标本放在人体解剖位置,确定左右方位,再认识骨的结构。

（1）锁骨:胸骨端、肩峰端。

（2）肩胛骨:上角、下角、外侧角、肩胛冈、肩峰、冈上窝、冈下窝、关节盂、喙突等。

（3）肱骨:肱骨头、解剖颈、大结节、大结节嵴、小结节、小结节嵴、结节间沟、外科颈、三角肌粗隆、桡神经沟、肱骨滑车、肱骨小头、鹰嘴窝、外上髁、内上髁、尺神经沟等。

（4）尺骨:尺骨鹰嘴、冠突、尺骨滑车切迹、尺骨茎突。

（5）桡骨:桡骨头、环状关节面、桡骨粗隆、桡骨茎突。

（6）手骨:腕骨分两排,近侧列有手舟骨、月骨、三角骨、豌豆骨,远侧列有大多角骨、小多角骨、头状骨、钩骨;掌骨包括第1~5掌骨;指骨14块,拇指2块,其余各指为3块。

手骨歌诀:舟月三角豆,大小头状钩;摔跤若易折,先查舟月骨;掌骨底体头,指骨近中远。

2. 活体触摸定位上肢骨的骨性标志　锁骨、肩胛冈、肩峰、肩胛骨上角、肩胛骨下角、肱骨内上髁、肱骨外上髁、鹰嘴、尺骨茎突、桡骨茎突。

3. 上肢骨连结　在标本、模型和挂图上观察上肢骨连结中各关节的组成和结构特点,注意观察关节面的形态及关节囊的薄弱处。

（1）胸锁关节:由锁骨的胸骨端与胸骨的锁切迹构成。关节囊坚韧,周围有韧带加强,关节囊内有关节盘。

（2）肩锁关节:由锁骨的肩峰端和肩胛骨的肩峰构成。

（3）肩关节:由肱骨头与肩胛骨的关节盂构成。肱骨头大,关节盂小而浅,周围有关节盂唇,关节囊薄而松弛,囊内有肱二头肌长头腱越过肱骨头上方;肩关节的前、上、后部有肌、韧带和肌腱加强,囊的下壁没有肌腱和韧带加强,最为薄弱,肩关节脱位时,肱骨头常从下壁脱出,发生前下方脱位。

（4）肘关节:由肱骨下端和桡、尺骨上端构成,包括3个关节。肱尺关节由肱骨滑车与尺骨滑车切迹构成;肱桡关节由肱骨小头与桡骨头关节凹构成;桡尺近侧关节由桡骨的环状关节面与尺骨的桡切迹构成。肘关节关节囊的前、后壁薄而松弛,后壁尤为薄弱,故肘关节脱位时,桡、尺骨易脱向后方。关节囊两侧壁厚而紧张,有尺侧副韧带和桡侧副韧带。桡骨环状韧带环绕在桡骨头周围,可防止桡骨头脱出。

肘关节歌诀:肘关节很特殊,一个囊内包三组;肱桡肱尺桡尺近,桡环韧带包桡头;屈肘三角伸直线,脱位改变能查出。

（5）桡骨和尺骨的连结:包括桡尺近侧关节、桡尺远侧关节和前臂骨间膜。桡尺远侧关节由桡骨的尺切迹与尺骨头构成。前臂骨间膜为坚韧的致密结缔组织膜,连于桡骨与尺骨的骨间缘之间。

（6）手关节:包括桡腕关节、腕骨间关节、腕掌关节、掌指关节、指骨间关节。

1）桡腕关节:由桡骨下端的腕关节面和尺骨下方的关节盘与手舟骨、月骨、三角骨的近侧关节面构成。关节囊前后较松弛;在关节的内、外两侧,分别有腕尺侧副韧带和腕桡侧副韧带加固。在关节的前、后方,分别桡腕掌侧韧带和桡腕背侧韧带加固。

2）腕骨间关节:由近侧列三个腕骨(手舟骨、月骨和三角骨)和远侧列四个腕骨(大多角骨、小多角骨、头状骨和钩骨)构成。

3）腕掌关节:由远侧列的腕骨和5块掌骨底构成。

4）掌指关节:由掌骨头与近节指骨底构成。

5）指骨间关节:由各指相邻两节指骨构成。

4. 做出上肢骨连结中各关节的运动。

(1)胸锁关节:可绕矢状轴作上下运动(提肩上下运动);绕垂直轴作前伸后缩运动(扩胸运动);绕冠状轴作回旋运动(振臂运动)。

(2)肩锁关节:活动度小。

(3)肩关节:运动灵活,运动幅度大,可作前屈和后伸、内收和外展、旋内和旋外、环转运动、水平屈伸。

(4)肘关节:主要行冠状轴上的屈、伸运动。

(5)桡骨和尺骨的连结:桡尺近侧和远侧关节是联合关节,属于车轴关节,前臂可沿旋转轴做旋转运动。其旋转轴为通过桡骨头中心至尺骨头中心的连线,运动时,桡骨头在原位自转,而桡骨下端连同手围绕尺骨头旋转。当桡骨转至尺骨前方并与之相交叉时,手背向前,称为旋前。与此相反的运动,即桡骨转回到尺骨外侧,称为旋后。

(6)手关节:桡腕关节可做屈、伸、内收、外展和环转运动,腕骨间关节增大了手的运动幅度,腕掌关节可做屈、伸、内收、外展、环转和对掌运动,掌指关节可做屈、伸、内收、外展和环转运动,指骨间关节可做屈、伸运动。

【实验报告】

1. 在骨架上指出上肢骨中各骨的名称和位置。

2. 在标本上辨认出锁骨、肩胛骨、肱骨、尺骨、桡骨的主要结构。

3. 在人体摸出上肢骨的骨性标志。

4. 说出胸锁关节、肩关节、肘关节和腕关节的组成、结构特点。

5. 做出胸锁关节、肩关节、肘关节和腕关节的运动。

6. 肩关节易向何方向脱位?为什么?

(陈 尚)

实验十四 下肢骨及其连结

【实验目的】

1. 观察下肢骨的位置及其邻接关系,查看下肢骨与躯干骨的连接部。

2. 观察髋骨、股骨、髌骨、胫骨、腓骨的位置、形态,辨认其主要结构。

3. 观察7块跗骨的形态、排列和距骨和趾骨的排列、位置关系。

4. 在活体上能准确定位下肢骨的骨性标志。

5. 观察骨盆的构成、分部,比较青春期后男女性骨盆的差别。

6. 观察髋关节、膝关节、踝关节的组成、结构特点。

7. 查看跗骨间关节、跗跖关节、跖趾关节、趾骨间关节的形态特征。

8. 观察足弓,查看内侧纵弓、外侧纵弓和横弓的构成。

9. 能准确做出髋关节、膝关节、踝关节的运动。

【实验材料】

1. 人体骨架标本、模型。

2. 下肢骨的游离标本、模型和挂图。

3. 骨盆、髋关节、膝关节、踝关节、足骨的标本、模型和挂图。

【参考教材】

《人体形态与机能》第四章运动系统第一节骨与骨连结。

【实验内容和方法】

1. 下肢骨　对照完整骨架观察下肢骨的形态特征、位置及其邻接关系。将下肢游离骨标本放在人体解剖位置，确定左右方位，再辨认骨的结构。

（1）髋骨：由髂骨、耻骨、坐骨融合而成。要观看的结构有髋臼、髂嵴、髂前上棘、髂结节、髂后上棘、髂窝、弓状线、耳状面、耻骨梳、耻骨结节、耻骨嵴、耻骨联合面、耻骨下支、坐骨结节、坐骨棘、坐骨大切迹、坐骨小切迹、坐骨支、闭孔。

（2）股骨：要观看的结构有股骨头、股骨头凹、股骨颈、大转子、小转子、转子间线、转子间嵴、粗线、臀肌粗隆、内侧髁、外侧髁、髁间窝、内上髁、外上髁。

（3）髌骨：三角形，底宽朝上，前面粗糙，后面光滑，为髌面。

（4）胫骨：胫骨内、外侧髁、髁间隆起、胫骨粗隆、内踝。

（5）腓骨：腓骨头、腓骨颈、外踝。

（6）足骨：跗骨包括距骨、跟骨、舟骨、3 块楔骨、骰骨；距骨 5 块，由内侧向外侧依次为第 1~5 距骨，每块距骨也分为底、体、头三部分；趾骨 14 块，踇趾为两节，其他各趾均为 3 节。趾骨分为底、体和头。

2. 活体触摸下肢骨的骨性标志　有髂嵴、髂前上棘、髂后上棘、髂结节、耻骨结节、耻骨联合、坐骨结节、股骨大转子、股骨内上髁、股骨外上髁、髌骨、腓骨头、胫骨粗隆、胫骨前缘、内踝、外踝、跟骨结节等。

3. 在标本和模型上观察下肢骨连结中各关节的组成和结构特点

（1）髋骨的连结：通过关节、韧带和软骨相连。

1）骶髂关节：由骶骨与髂骨的耳状面构成。关节囊厚而坚韧，周围韧带加强。

2）韧带连结：从骶、尾侧缘向外方连至坐骨结节的韧带，称骶结节韧带；其前方从骶、尾侧缘连至坐骨棘的韧带，称骶棘韧带。观看坐骨大孔和坐骨小孔。

3）耻骨联合：由两侧的耻骨联合面借纤维软骨连接而成。

4）骨盆：由骶骨、尾骨和左、右髋骨连结而成。骨盆借岬、弓状线、耻骨梳和耻骨联合上缘构成的界线，分为上方的大骨盆和下方的小骨盆。两侧的坐骨支和耻骨下支连成耻骨弓，其间的夹角称耻骨下角。

自青春期开始，男、女性骨盆出现差异。女性骨盆的形态特点与妊娠和分娩有关，主要有以下特征：骨盆外形宽短，骨盆上口近似圆形，骨盆下口较宽，耻骨下角较大，盆腔宽短，呈圆桶形。

（2）髋关节：由髋臼与股骨头构成。髋臼深，髋臼切迹被髋臼横韧带封闭，增大了髋臼与股骨头的接触面；股骨头的关节面约为圆球的 2/3，几乎全部纳入髋臼内，与髋臼的关节面接触；关节囊紧张而坚韧，向上附着于髋臼周缘及横韧带，向下附着于股骨颈，前面达转子间线，后面仅包裹股骨颈的内侧 2/3；关节囊周围有髂股韧带、耻股韧带、坐股韧带，关节囊内有股骨头韧带。关节囊后下部较薄弱，股骨头易向下方脱位。

（3）膝关节：由股骨下端、胫骨上端和髌骨构成。膝关节的关节囊宽阔而松弛，周围有韧带加固，以增加关节的稳定性。囊的前壁有股四头肌腱、髌韧带和髌骨；囊的外侧有腓侧副韧带，囊的内侧有胫侧副韧带，关节内还有前、后交叉韧带；在股骨内、外侧髁与胫骨内、外侧髁的关节面之间，垫有两块由纤维软骨构成的半月板，内侧半月板较大，呈"C"形，外侧半月板较小，近似"O"形；关节囊的滑膜层宽阔，形成髌上囊、髌下深囊、翼状襞。

36

（4）胫骨和腓骨的连结：包括3部分：两骨上端有胫骨的腓关节面与腓骨头构成的胫腓关节；两骨干之间借小腿骨间膜相连；两骨下端借韧带相连。

（5）足关节：包括距小腿关节、跗骨间关节、跗跖关节、跖趾关节和趾骨间关节。

1）距小腿关节：由胫、腓骨下端与距骨滑车构成。关节囊前、后部松弛，两侧有韧带加强。内侧有内侧韧带起自内踝尖，向下呈扇形展开，止于足舟骨、距骨和跟骨，很坚韧。外侧有三条独立的韧带，前为距腓前韧带，中为跟腓韧带，后为距腓后韧带，三条韧带均起自外踝，分别向前、向下、向后内，止于距骨和跟骨，均较薄弱。

2）跗骨间关节：为各跗骨之间的关节。

3）跗跖关节：由3块楔骨及骰骨与5块跖骨底构成。

4）跖趾关节：由跖骨头与近节趾骨底构成。

5）趾骨间关节：同指骨间关节。

（6）足弓：是跗骨和跖骨借关节和韧带紧密连结而成的凸向上的弓。足弓可分内侧纵弓、外侧纵弓和横弓：①内侧纵弓，由跟骨、距骨、足舟骨、3块楔骨和第1~3跖骨构成，前支点为第1~3跖骨小头，后支点为跟骨结节。②外侧纵弓，由跟骨、骰骨及第4、5跖骨构成，前支点为第4、5跖骨小头，后支点为跟结节的距面。③横弓由骰骨和3块楔骨构成。

4. 做出骨盆、髋关节、膝关节、踝关节的运动。

（1）骨盆：骨盆的运动包括：骨盆绕冠状轴向前转动称前倾；骨盆绕冠状轴向后转动称后倾；骨盆绕矢状轴向左或右侧转动称侧倾；骨盆绕垂直轴向左或右转动称回旋；骨盆还可作环转运动。

（2）髋关节：可做屈、伸，收、展，旋内、旋外以及环转运动。但由于股骨头深藏于髋臼内，关节囊紧张而坚韧，又受各种韧带的限制，故其运动幅度远不及肩关节，而具有较大的稳固性，以适应其支持和行走功能。

（3）膝关节：主要做屈、伸运动。膝在半屈位时，还可作小幅度的旋内、旋外运动。

（4）胫骨和腓骨的连结：胫骨和腓骨间活动度很小。

（5）足关节：距小腿关节可作背屈（伸）和跖屈（屈）运动，当足跖屈时可做内收（内翻）、外展（外翻）运动，内收幅度大于外展；跗跖关节运动微小；跖趾关节可做屈、伸、内收和外展运动；趾骨间关节可做屈、伸运动。

【实验报告】

1. 在骨架上指出下肢骨中各骨的名称和位置。

2. 在标本上辨认出髋骨、股骨、胫骨、腓骨的主要结构。

3. 在人体摸出下肢骨的骨性标志。

4. 观察骨盆的标本，说出骨盆的构成、分部，比较青春期后男女性骨盆的异同。

5. 观察标本和模型，说出髋关节、膝关节、踝关节的组成、结构特点。

6. 做出骨盆、髋关节、膝关节、踝关节的运动。

7. 髋关节的运动类型与肩关节相同，为何运动幅度不如肩关节？

（陈　尚）

实验十五　头　颈　肌

【实验目的】

1. 观察枕额肌的位置及构造，观察眼轮匝肌、口轮匝肌、颊肌的位置、形态、做出这些肌收缩的动作。

2. 观察咀嚼肌的位置、形态及肌起止点，做出咀嚼肌收缩的动作。

3. 观察胸锁乳突肌的位置、形态及起止点，做出胸锁乳突肌收缩的动作。

4. 观察舌骨上、下肌群的分层和排列。

5. 观察前、中斜角肌的位置、起止点，查看斜角肌间隙的围成及穿过的结构。

6. 在活体上能准确触摸出头颈肌主要的肌性标志。

【实验材料】

1. 面肌、咀嚼肌的标本、模型、挂图。

2. 颈肌的标本、模型、挂图。

【参考教材】

《人体形态与机能》第四章运动系统第二节骨骼肌。

【实验内容和方法】

1. 头肌　观察头肌的位置、起止点，注意肌纤维走行的方向，做出这些肌收缩的动作；在人体上辨认咬肌和颞肌的位置，面肌的位置。

（1）面肌（表情肌）：此组肌较细、薄弱，大多数一端附于骨，另一端则附于皮肤。故观察时只需要了解其部位即可。

1）枕额肌：位于颅顶，由额腹、枕腹和两肌腹之间的帽状腱膜构成，作用是扬眉，能使额部形成横纹，枕腹收缩可牵拉帽状腱膜向后。

2）眼轮匝肌：在眼眶周围，作用是使眼睑闭合。

3）口轮匝肌：位于唇裂的周围，作用是使唇裂闭合。

4）口周围辐射排列的肌：有上唇方肌、颧肌、笑肌、三角肌、下唇方肌及居深面的颊肌等。笑肌位于口角外侧，肌纤维横行，可拉口角向外。颊肌位于面颊深部，作用是使颊内陷，若与口轮匝肌同时收缩驱使食物入固有口腔。

（2）咀嚼肌：在头部标本和模型上观察咀嚼肌的位置、起点、止点。

1）咬肌：起自颧弓，止于下颌骨外面。紧咬牙时，在颧弓下方可清晰看到其轮廓。

2）颞肌：起自颞窝，止于下颌骨冠突。

3）翼内肌：起自翼窝，止于下颌角内面。

4）翼外肌：起自蝶骨大翼下面和翼突的外侧，止于下颌颈。

5）咀嚼运动时参与的肌：①上提下颌：咬肌、颞肌、翼内肌；②张口：舌骨上肌群，张大口时翼外肌也收缩；③下颌骨前进：两侧翼内、外肌共同作用；④下颌骨后退：颞肌的后部纤维；⑤侧向运动：一侧翼内、外肌共同作用。翼外肌拉关节盘及下颌头向前，翼内肌使下颌骨移向对侧，而对侧下颌头在原位绕垂直轴轻度旋转。

2. 颈肌　观察颈肌的位置、起止点，注意肌纤维走行的方向；在人体上辨认胸锁乳突肌的位置，做出该肌收缩的动作。

（1）颈浅肌群：包括颈阔肌和胸锁乳突肌，主要观察胸锁乳突肌。

胸锁乳突肌以两个头分别起自胸骨柄前面及锁骨胸骨端，两头会合后斜向后上，止于乳突。在活体如将面转向左侧，则右侧之肌在体表隆起很明显，特别是它的起点两头看得很清楚。作用：一侧收缩使头歪向同侧，面转向对侧；两侧同时收缩使头后仰。

（2）舌骨上、下肌群：舌骨上肌群位于舌骨和下颌骨与颅底间，包括二腹肌、颏舌骨肌、下颌舌骨肌和茎突舌骨肌，收缩时，下降下颌骨（张口），并可上提舌骨，协助吞咽。舌骨下肌群位于颈前正中线两侧，覆盖在喉、气管、甲状腺的前方，依其起止，分别称胸骨舌骨肌、肩胛舌骨肌、胸骨甲状肌和甲状舌骨肌，收缩时，使舌骨和喉下降，当舌骨固定时，使喉和甲状腺上升，以配合吞咽和发音。

（3）颈深肌群：颈部深群肌主要有前、中、后斜角肌，均起自颈椎横突，前、中斜角肌止于第1肋，并与第1肋围成三角形的间隙，称斜角肌间隙，锁骨下动脉和臂丛由此进入腋窝。

3. 活体观察、触摸头颈肌肌性标志：咬肌、颞肌、胸锁乳突肌。

【实验报告】

1. 结合标本、模型观察面肌的位置、形态，做出面肌收缩动作。
2. 结合标本、模型观察咀嚼肌的位置、形态、起止点，做出咀嚼肌的收缩动作。
3. 结合标本、模型观察胸所乳突肌的位置、形态、起止点，做出该肌的收缩动作。
4. 结合标本、模型观察斜角肌间隙的构成、内容物。
5. 在活体上摸出面肌、咬肌、颞肌、枕额肌、胸锁乳突肌。

（陈　尚）

实验十六　躯　干　肌

【实验目的】

1. 观察背肌的位置及形态，查看其起止点，做出背肌收缩的动作。
2. 观察胸肌的位置及形态，查看其起止点，做出胸肌收缩的动作。
3. 观察腹肌的位置及形态，查看其起止点，做出腹肌收缩的动作。
4. 观察膈的位置、形态及附着部位，查看食管裂孔、主动脉裂孔和腔静脉孔的位置及通过的结构。
5. 观察腹前壁 3 层扁肌与腹直肌鞘、白线的关系，观察腹股沟管的位置、构成及内容物，查看腹股沟三角的位置及境界。
6. 观察肛提肌、会阴深横肌的位置，查看盆膈和尿生殖膈通过的结构。
7. 在活体上摸出躯干肌主要的肌性标志。

【实验材料】

1. 背肌、胸肌、膈、腹肌和会阴肌的标本、模型和挂图。
2. 腹直肌鞘、白线、腹股沟管、腹股沟三角的标本、模型和挂图。

【参考教材】

《人体形态与机能》第四章运动系统第二节骨骼肌。

【实验内容】

1. 躯干肌　在躯干肌的标本和模型上观看躯干肌分部，观看肌的位置、形态、查看其起止点，在自己身体上做出各肌的收缩动作。

（1）背肌

1）斜方肌：起自上项线、枕外隆凸、项韧带、第七颈椎棘突和全部胸椎棘突，止于锁骨外侧 1/3 部、肩峰和肩胛冈。作用是使肩胛骨向脊柱靠拢；上、下部肌束分别上提和下降肩胛骨；肩胛骨固定时，两侧同时收缩可仰头。

2）背阔肌：以腱膜起自下 6 个胸椎的棘突、全部腰椎的棘突、骶正中棘及髂嵴后部等，肌束向外上方集中，以扁腱止于肱骨小结节嵴。该肌收缩，可使臂内收、旋内和后伸；当上肢上举固定时，可引体向上。

3）肩胛提肌：起自上 4 个颈椎横突，止于肩胛骨上角。该肌收缩时可上提肩胛骨；如肩胛骨固定，可使颈向同侧屈。

4）菱形肌：起自第 6、7 颈椎和上 4 个胸椎的棘突，肌束向下外斜行，止于肩胛骨的内侧缘。该肌收缩时可牵引肩胛骨向内上并向脊柱靠拢。

5）上后锯肌：起于项韧带下部、第 6、7 颈椎和第 1、2 胸椎棘突，肌纤维斜向外下方，止于第 2~5 肋骨肋角的外侧面，作用为上提肋骨以助吸气。

6）下后锯肌：起自下位两个胸椎棘突及上位两个腰椎棘突，肌纤维斜向外上方，止于下 4

肋骨肋角外面，作用是下拉肋骨向后，并固定肋骨，协助膈的吸气运动。

7）竖脊肌：起自骶骨背面和髂嵴的后部，向上分为三群肌（髂肋肌、最长肌、棘肌），沿途止于肋骨、椎骨棘突、横突，最后止于颞骨乳突。竖脊肌收缩时使脊柱后伸并仰头，一侧收缩，使脊柱向同侧屈。

8）夹肌：起自项韧带下部、第 7 颈椎棘突和上部胸椎棘突，向上外止于颞骨乳突和第 1~3 颈椎横突。一侧夹肌收缩使头转向同侧，双侧同时收缩，使头后仰。

（2）胸肌

1）胸大肌：起自锁骨内侧份、胸骨和第 1~6 肋软骨的前面，肌束向外上方集中，止于肱骨大结节嵴。收缩时可使臂内收、旋内和前屈；上肢上举固定时，可上提躯干；也可提肋以扩大胸腔协助吸气。

2）胸小肌：起于第 3~5 肋骨，止于肩胛骨喙突。胸小肌收缩时引肩胛骨向前下，若肩胛骨固定时则提肋助深吸气。

3）前锯肌：起于上 8 肋或 9 肋外面，下部锯齿与腹外斜肌的锯齿起点交错，行向后上内，止于肩胛骨的内侧缘及下角。收缩时可引肩胛骨向前，使肩胛骨下角旋外，助臂上举。

4）肋间肌：浅层为肋间外肌，起自上一肋的下缘，肌束斜向前下方，止于下一肋的上缘，收缩时可提肋以助吸气；深层为肋间内肌，起自下一肋的上缘，肌束斜向前上方，止于上一肋的下缘，收缩时可降肋以助呼气。

（3）膈：位于胸腹腔之间，呈穹隆形的扁薄阔肌，由周围的肌性部和中央的腱膜构成。起点起自胸廓下口的周缘和腰椎前面，分胸骨部、肋部和腰部，止于中心腱。膈上有主动脉裂孔、食管裂孔和腔静脉孔。

（4）腹肌：位于胸廓与骨盆之间。

1）腹外斜肌：位于腹前外侧壁最浅层，肌束斜向前内下方。腹外斜肌形成的结构有腹外斜肌腱膜、腹股沟韧带、腹股沟管浅环（皮下环）。

2）腹内斜肌：位于腹外斜肌的深面，肌束自后向前呈扇形散开，大部分肌束在腹直肌的外侧缘附近移行为腹内斜肌腱膜。

3）腹横肌：位于腹内斜肌的深面，肌束横向内侧，在腹直肌外侧缘附近移行为腹横肌腱膜。腹内斜肌腱膜的下部和腹横肌腱膜的相应部分结合，形成腹股沟镰，又称联合腱，止于耻骨结节外侧的骨面。

4）腹直肌：位于腹前壁正中线两侧，起自耻骨联合和耻骨嵴，向上止于胸骨剑突及第 5~7 肋软骨的前面。其前部有 3~4 条横行的腱性结构，称腱划。

5）腰方肌：位于腹后壁脊柱的外侧。

腹肌的作用：构成腹壁，保护腹腔器官；收缩时可降肋助呼气；使脊柱作前屈、侧屈和旋转运动；与膈共同收缩时，增加腹压，有助于排便、排尿、呕吐和分娩。

（5）会阴肌：主要有肛提肌、会阴浅横肌、会阴深横肌、尿道括约肌等。肛提肌呈漏斗形，封闭小骨盆下口的大部分。肛提肌及覆盖于其上下面的盆膈上、下筋膜共同构成盆膈，膈内有直肠通过。会阴浅横肌、会阴深横肌及尿道括约肌为封闭盆膈前下部缺口的肌，其中会阴深横肌和尿道括约肌及其上、下面的尿生殖膈上、下筋膜共同形成尿生殖膈。尿生殖膈内男性有尿道通过，女性有尿道和阴道通过。

2. 肌间结构：包括腹直肌鞘、腹股沟管和腹股沟三角。

（1）腹直肌鞘：由腹外侧壁三层扁肌的腱膜包绕腹直肌构成，分前、后两层。注意在弓状线上、下的不同。

（2）白线：位于腹前壁正中线上，由两侧三层扁肌腱膜的纤维交织而成。约在其中点有脐环。

（3）腹股沟管：位于腹前外侧壁下部、腹股沟韧带内侧半上方，是肌和腱之间的裂隙，有两口、四壁构成。内口即腹股沟管深（腹）环，在腹股沟韧带中点上方约 1.5cm 处，为腹横筋膜向外的突口，外口即腹股沟管浅（皮下）环，为腹外斜肌腱膜在耻骨结节外上方形成的三角形裂孔。四壁包括前壁、后壁、上壁和下壁，前壁为腹外斜肌腱膜和腹内斜肌，后壁为腹横筋膜和腹股沟镰，上壁为腹内斜肌和腹横肌的弓状下缘，下壁为腹肌沟韧带。腹股沟管内男性有精索，女性有子宫圆韧带通过。

（4）腹股沟三角：是腹股沟韧带内侧半、腹直肌外侧缘与腹壁下动脉围成的三角形区域。

3. 做出背肌、胸肌、膈、腹肌和会阴肌的收缩动作。

4. 活体观察触摸躯干肌的肌性标志：胸大肌、腹直肌、竖脊肌，并演示主要肌的作用。

【实验报告】

1. 背肌有哪些？在标本、模型上观察背肌的位置、起止点，做出背肌收缩的动作。

2. 胸肌有哪些？观察胸肌的位置、起止点，做出这些肌收缩的动作。

3. 腹肌有哪些？观察腹肌的位置、起止点，做出腹肌收缩的动作。

4. 膈位于何处？观察其分部，查看裂孔及其通过的结构。

5. 参与平静呼吸的肌有哪些？各有何作用？

6. 在体表摸出躯干肌的主要肌性标志。

（陈　尚）

实验十七　上　肢　肌

【实验目的】

1. 观察肩肌的位置、形态及其起止点，做出肩肌的收缩动作。

2. 观察臂肌分群，查看各肌的位置、形态、起止点，做出臂肌的收缩动作。

3. 观察前臂肌的分群，查看各群肌的分层，各肌的位置、形态及其排列，做出前臂肌的收缩动作。

4. 观察手肌内侧群、中间群和外侧群的位置、形态，各肌的位置、形态及其排列，做出手肌的收缩动作。

5. 在活体上观察触摸上肢肌主要的肌性标志。

6. 观察三边孔、四边孔、腋窝、肘窝和腕管的位置及围成。

【实验材料】

1. 全身骨骼肌标本和模型。

2. 上肢肌的标本、模型和挂图。

3. 三边孔、四边孔、腋窝、肘窝和腕管的标本和挂图。

【参考教材】

《人体形态与机能》第四章运动系统第二节骨骼肌。

【实验内容和方法】

1. 上肢肌　观察标本时，按部位逐层观察，辨认肌肉的起止点。可牵拉肌腱，看肌肉的作用。

（1）肩肌：肩肌起自肩胛骨和锁骨，止于肱骨上端。

1）三角肌：起自肩胛冈、肩峰及锁骨肩峰端，止于肱骨体外侧三角肌粗隆。三角肌中部肌纤维收缩外展肩关节，前部肌纤维收缩能使肩关节屈和旋内，后部肌纤维收缩则使肩关节伸和旋外。

2）冈上肌：起自冈上窝，经过肩峰之深面，止于肱骨大结节上部。作用是使肩关节外展。

41

3）冈下肌：起自冈下窝，止于肱骨大结节的中部。作用是使肩关节旋外。

4）小圆肌：位于冈下肌的下方，起于肩胛骨外侧缘上 2/3，行向外侧止于肱骨大结节的下部。作用是使肩关节旋外。

5）大圆肌：起自肩胛骨下角的背面，紧贴背阔肌并与之同止于小结节嵴。作用是使肩关节内收、后伸、旋内。

6）肩胛下肌：起自肩胛下窝，肌束向上外集合，经肩关节之前方，止于肱骨小结节。作用是使肩关节内收和旋内。

（2）臂肌：主要运动肘关节，还能协助运动肩关节，分前、后两群。

1）臂前群肌：包括肱二头肌、喙肱肌和肱肌。

肱二头肌：长头以腱起自肩胛骨盂上结节，短头起于喙突。两头移行为肌腹，向下止于桡骨粗隆。主要作用为屈肘关节并使前臂旋后，还能屈肩关节。

喙肱肌：起自肩胛骨喙突，止于肱骨中部内侧，使肩关节前屈和内收。

肱肌：起自肱骨下半前面，止于尺骨粗隆。屈肘关节。

2）臂后群肌：肱三头肌有三个起端，长头起于肩胛骨盂下结节，外侧头起自肱骨后面桡神经沟以上部分，内侧头起自桡神经沟以下部分，三个头在下方愈合移行为肌腹，止于尺骨鹰嘴。作用是伸肘关节，长头也可使肩关节后伸和内收。

（3）前臂肌：位于桡、尺骨的周围，分前、后两群。

1）前群肌：主要为屈腕、屈指及使前臂旋前的肌，位于前臂的前面和内侧，共 9 块，分浅、深两层排列。浅层由外侧至内侧依次为肱桡肌、旋前圆肌、桡侧腕屈肌、掌长肌、指浅屈肌、尺侧腕屈肌。深层外侧为拇长屈肌，内侧为指深屈肌，尺、桡骨下端前面有旋前方肌。

2）后群肌：主要为伸腕、伸指及使前臂旋后的肌，位于前臂骨后面及外侧，共 10 块，分两层排列。浅层有 5 块，以伸肌总腱起自肱骨外上髁，自外侧向内侧为桡侧腕长伸肌、桡侧腕短伸肌、指伸肌、小指伸肌、尺侧腕伸肌。深层有 5 块，近侧部为旋后肌，远侧部有四块肌位于旋后肌下方，均起于桡、尺骨及骨间膜背面，自外侧向内侧排列旋后肌、拇长展肌、拇短伸肌、拇长伸肌、示指伸肌。

（4）手肌：分外侧群、中间群和内侧群肌。

1）外侧群：手掌外侧形成的肌隆起称鱼际，有 4 块，分别为拇短展肌、拇短屈肌、拇指对掌肌及拇收肌，使拇指展、屈、对掌和内收。

2）内侧群：手掌内侧形成的肌隆起称小鱼际，有 3 块，分别为小指展肌、小指短屈肌、小指对掌肌，使小指展、屈、对掌。

3）中间群：位于掌心，包括 4 块蚓状肌和 7 块骨间肌。蚓状肌起自指深屈肌腱，经掌指关节桡侧，分别止于第 2、3、4、5 指背面的指背腱膜，作用是屈掌指关节和伸指间关节。骨间肌分骨间背侧肌及骨间掌侧肌。骨间背侧肌，4 块，以中指为中心使第 2、3、4 手指外展。骨间掌侧肌 3 块，使第 2、4、5 手指向中指靠拢。骨间肌尚有屈掌指关节和伸指间关节的作用。

2. 做出上肢各肌的收缩动作　仔细体会肌收缩时的活动。

3. 在活体上摸出上肢肌主要的肌性标志：三角肌、肱二头肌、掌长肌腱、桡侧腕屈肌腱。

4. 观察三边孔、四边孔、腋窝、肘窝和腕管的位置及围成。

（1）三边孔和四边孔：三边孔由小圆肌，大圆肌和肱三头肌长头所围成，有旋肩胛动脉通过。四边孔由上述三肌和肱骨外科颈所围成，有旋肱后动、静脉和腋神经通过。

（2）腋窝：位于臂上端与胸壁间的间隙，前壁为胸大肌和胸小肌，后壁为背阔肌，大圆肌及肩胛下肌、外侧壁为肱二头肌及喙肱肌，内侧壁为前锯肌，上口由锁骨、第一肋和肩胛骨上缘围成，下口在活体上遮有腋筋膜和皮肤。腋窝内有供应上肢的血管、神经干通过，并含有淋巴结、淋巴管和脂肪等。

（3）肘窝：在肘前，外侧界是肱桡肌，内侧界是旋前圆肌，上界为肱骨内、外上髁之间的连线。自外向内主要有肱二头肌腱、肱动脉及其分支、正中神经。

（4）腕管：位于腕掌侧面，由腕骨和架于腕桡侧隆起及腕尺侧隆起之间的屈肌支持带围成。腕管内有指浅、指深屈肌腱及屈肌总腱鞘、拇长屈肌腱及其腱鞘和正中神经通过。

【实验报告】

1. 肩肌有哪些？观察肩肌的位置、起止点，做出肩肌收缩的动作。

2. 臂肌有哪些？观察臂肌的位置、起止点，做出臂肌收缩的动作。

3. 前臂肌有哪些？观察前臂肌的位置、起止点，做出前臂肌收缩的动作。

4. 手肌有哪些？观察手肌的位置、起止点，做出手肌收缩的动作。

5. 在活体上触摸上肢肌主要的肌性标志。

6. 说出三边孔、四边孔、腋窝、肘窝和腕管的位置、围成、通过的结构。

（陈　尚）

实验十八　下　肢　肌

【实验目的】

1. 观察髋肌的位置、形态、起止点，做出髋肌的收缩动作。

2. 观察大腿肌的位置、形态、起止点，做出大腿肌的收缩动作。

3. 观察小腿肌的位置、形态、起止点，做出小腿肌的收缩动作。

4. 观察股三角、腘窝的位置、形态及围成。

5. 在活体上能摸出下肢肌主要的肌性标志。

【实验材料】

1. 下肢肌的标本、模型和挂图。

2. 股三角、腘窝的标本、模型和挂图。

【参考教材】

《人体形态与机能》第四章运动系统第二节骨骼肌。

【实验内容】

1. 下肢肌　观察下肢肌标本时，按部位逐层观察，辨认肌肉的起止点。可牵拉肌腱，看肌肉的作用。

（1）髋肌：依据其与髋关节的位置关系分前、后两群。

1）前群肌：有髂腰肌和阔筋膜张肌。

髂腰肌：由腰大肌和髂肌组成。腰大肌起于1~4腰椎体的侧面，髂肌起于髂骨的髂窝，两肌结合向下经腹股沟韧带深面和髋关节的前内侧，止于股骨小转子。作用是屈并旋外髋关节，也协助使其内收；下肢固定时，可使躯干前屈。

阔筋膜张肌：位于股前外侧，自髂嵴前份起始，向下移行为髂胫束，止于胫骨外侧髁。作用是紧张阔筋膜，使髋关节前屈，并能使大腿旋内。

2）后群肌：主要为臀大肌、臀中肌、臀小肌和梨状肌等。

臀大肌：位于臀部浅层，起于髂骨外侧面和骶骨背面，经髋关节后面向下止于股骨后面的臀肌粗隆。使髋关节后伸、旋外。

臀中肌和臀小肌：臀中肌位于臀大肌深面，起自髂骨翼外面，止于股骨大转子。臀小肌位于臀中肌的深面，起自髂骨翼背面前部，止于股骨大转子尖前面。臀中肌和臀小肌的作用是外展髋关节。

梨状肌：位于臀中肌的下方，由盆腔内观察，可见它起于骶骨前面的外侧部，向外穿过坐骨大孔而止于股骨大转子。使髋关节旋外。

（2）大腿肌：根据它们与股骨的位置关系分前、内、后3群。

1）前群：位于股骨前方的肌肉，包括缝匠肌和股四头肌。

缝匠肌：在大腿前面及内侧，呈扁带状，起自髂前上棘，止于胫骨上端的内侧面。屈髋关节，屈膝关节。

股四头肌：有四个头：股直肌起自髂前下棘，股内侧肌起自股骨粗线内侧唇，股外侧肌起自股骨粗线外侧唇，股中间肌（在股直肌深面）起自股骨干前面。四个头向下形成一个肌腱，向下包绕髌骨会聚为髌韧带，止于胫骨粗隆。为膝关节强有力的伸肌，股直肌协助屈髋关节。

2）后群：位于大腿的后面，有股二头肌、半腱肌和半膜肌。

股二头肌：位于后群外侧部分，长头起自坐骨结节，短头起自股骨粗线，止于腓骨小头。可伸髋、屈膝，并使小腿旋外。

半腱肌和半膜肌：半腱肌位于后群内侧部分，向下以细长的肌腱止于胫骨内侧髁后面。可伸髋、屈膝，并使小腿旋内。半膜肌位于后群内侧部半腱肌深面，向下止于胫骨内侧髁后面。可伸髋、屈膝，并使小腿旋内。

3）内侧群：位于股部内侧，属内收（髋关节）肌群，起自耻骨、坐骨，止于股骨粗线全长前内侧缘（股薄肌止于胫骨上端，大收肌腱止于收肌结节），分层排列。

（3）小腿肌：根据它们与小腿骨的位置关系分为前、后，外侧三群。

1）前群：主要位于小腿骨的前面，从标本观察可见胫骨前缘外侧有3块肌，它们的肌腱在踝关节前方较容易辨认，自内侧向外侧分别为胫骨前肌、拇长伸肌、趾长伸肌肌腱。

胫骨前肌：起自胫骨外侧面及骨间膜前面，向下移行为肌腱，经踝关节前方，止于内侧楔骨及第1跖骨底上面。作用是使踝关节背屈、足内翻。

拇长伸肌：起自腓骨及骨间膜前面，向下移行为肌腱，经踝关节前方，止于拇趾远节趾骨底上面。作用是伸拇趾，使踝关节背屈。

趾长伸肌：起自腓骨前面、小腿深筋膜，在足背分成4条肌腱，分别止于第2~5趾中节和远节趾骨底上面，作用是伸趾，使踝关节背屈。

2）外侧群肌：位于腓骨的外侧面，从外侧向内侧，即腓骨长肌与腓骨短肌。

腓骨长肌：起自腓骨外侧面上部，向下移行为肌腱，经外踝后方斜行到足底的内侧缘，止于内侧楔骨及第1跖骨底下面。具有跖屈踝关节和使足外翻的作用。

腓骨短肌：在腓骨长肌深面，起于腓骨外侧面下部，其肌腱经外踝后方，止于第5跖骨粗隆。具有跖屈踝关节和使足外翻的作用。

3）后群：浅层有腓肠肌和比目鱼肌（合称小腿三头肌），深层自内侧向外侧有趾长屈肌、胫骨后肌、拇长屈肌。

腓肠肌：有内、外侧头，分别起于股骨内、外上髁后面。

比目鱼肌：起自胫、腓骨上端背面，与腓肠肌会合成粗大的跟腱，止于跟骨结节。小腿三头肌作用是屈膝关节、跖屈踝关节。

胫骨后肌：起自胫、腓骨及骨间膜后面，止于足舟骨、楔骨底下面。作用是使足跖屈、内翻。

（4）足肌：维持足横弓的主要有足底方肌、拇展肌、小趾展肌、趾长屈肌和拇长屈肌。维持足纵弓的主要有胫骨前肌、胫骨后肌和腓骨长肌、腓骨短肌。

2. 肌间结构 包括股三角、腘窝。

（1）股三角：位于大腿的前上部，外侧界为缝匠肌内侧缘，内侧界为长收肌内侧缘，上界为腹股沟韧带。前壁为阔筋膜，底为髂腰肌、耻骨肌和长收肌，三角内由外而内有股神经、股血管和淋巴结等。

（2）腘窝：腘窝为位于膝后之菱形窝，其上外界为股二头肌，上内界为半膜肌，下界为腓肠肌的内、外侧头。内有腘动脉、腘静脉和胫神经通过。

3. 活体摸出下肢肌性标志：臀大肌、股四头肌、缝匠肌、股二头肌、半腱肌、半膜肌、小腿三头肌、跟腱、腘窝等，并演示主要肌的作用。

【实验报告】

1. 髋肌有哪些？观察髋肌的位置、起止点，做出髋肌收缩的动作。

2. 大腿肌有哪些？观察大腿肌的位置、起止点，做出大腿肌收缩的动作。

3. 小腿肌有哪些？观察小腿肌的位置、起止点，做出小腿肌收缩的动作。

4. 在活体上触摸下肢肌主要的肌性标志，并演示这些肌的作用。

5. 在标本上指出股三角、腘窝的位置、围成、内部结构。

（陈　尚）

第五章

消 化 系 统

实验十九　消化系统大体

【实验目的】

1. 观察消化系统的组成及其连续关系。

2. 观察口腔的组成、分部、主要结构。

3. 观察三对大唾液腺的位置及开口部位。

4. 观察消化系统各器官的形态和位置,辨认其主要结构。

5. 观察肝外胆道的组成及其连续关系。

6. 观察腹膜的分布、腹膜形成的结构。

【实验材料】

1. 消化系统各离体标本和整体标本。

2. 消化系统各器官的模型、腹膜的模型。

3. 消化系统的挂图。

【参考教材】

《人体形态与机能》第五章消化系统。

【实验内容和方法】

1. 口腔

(1) 口腔的境界与分部:两人一组,利用活体互相观察口腔的境界和分部。

1) 境界:①前壁为唇(上唇、下唇),注意观察上唇、下唇、鼻唇沟、人中;②侧壁为颊;③上壁为腭,前 2/3 是硬腭,后 1/3 为软腭,注意观察腭的结构(腭垂、腭舌弓、腭咽弓);④下壁为封闭口腔底的肌肉、黏膜和舌。

2) 分部:口腔借上、下牙弓分为口腔前庭、固有口腔。

(2) 牙:观察牙的形态和构造,活体观察牙龈。

(3) 舌:在模型上观察舌的形态和构造。舌背面有呈"八"字形的界沟,沟后 1/3 为舌根,沟前 2/3 为舌体,舌体的前端为舌尖。舌腹面有舌系带、舌下阜、舌下襞。

舌为肌性器官,表面被覆黏膜。舌肌(骨骼肌)包括舌内肌和舌外肌。舌外肌包括舌骨舌肌、茎突舌肌和颏舌肌。活体做出颏舌肌的运动。

(4) 口腔腺:在整体标本上观察口腔腺的形态、位置及导管开口部位。①腮腺:位于外耳道的前方和下方,咬肌的后缘及下颌后窝内,略呈三角形。腮腺开口平对上颌第 2 磨牙的颊黏膜;②下颌下腺:呈卵圆形,位于下颌骨体内面的下颌下腺凹内,其导管开口于舌下阜;③舌下腺:位于口腔底舌下襞的深面,其小管开口于舌下襞,大管开口于舌下阜。

2. 咽　在头颈部正中矢状面标本上观察咽的位置、分部及连通部位。

(1) 咽的位置、形态:鼻腔、口腔和喉的后方。上附于颅底,下平第 6 颈椎下缘续食管。咽是呈前后略扁、上宽下窄的漏斗形肌性管道,其前壁分别与鼻腔、口腔和喉腔相通。

（2）咽的分部：①鼻咽，以软腭与口咽分界，其侧壁上有咽鼓管咽口、咽鼓管圆枕、咽隐窝，后壁上有咽扁桃体；②口咽，观察腭扁桃体、会厌谷等结构；③喉咽，观察喉口两侧的梨状隐窝。

3. 食管 在标本上观察食管的位置、毗邻关系、分部。

（1）位置、形态：上接咽，沿脊柱前方下降，穿过膈肌食管裂孔入腹腔，于第11胸椎左侧与胃的贲门相续，呈前后扁窄的肌性管道。

（2）分部与狭窄：食管全长可分为颈部、胸部和腹部三部分。食管全长有三处生理性狭窄：第一狭窄位于第6颈椎下缘，即食管的起始部；第二狭窄位于食管与左主支气管交叉处；第三狭窄在食管穿膈食管裂孔处。

4. 胃 在整体标本上观察胃的位置及毗邻关系，在离体标本和模型上观察胃的形态、分部及胃壁的构造。

（1）胃的位置：胃大部分居左季肋区，小部分居腹上区。

（2）胃的形态与分部：胃的形态有前、后两壁、大、小两弯和上、下两口。胃可分为贲门部、胃体、胃底和幽门部。

5. 小肠 在标本上观察小肠的位置，观察空、回肠的特点。

（1）十二指肠：分为上部、降部、水平部和升部四部。注意观察其结构：十二指肠球部、十二指肠大乳头、十二指肠空肠曲。

（2）空肠与回肠：空肠与回肠盘曲于结肠围成的方框内，空肠主要居腹腔的左上部，回肠在腹腔的右下部。注意空肠和回肠的区别。

6. 大肠 在整体标本上观察大肠的位置、分部，盲、结肠的表面特征。在离体标本上观察直肠和肛管的形态、结构特点。

（1）大肠的分部与形态特征：全长可分为盲肠、阑尾、结肠（升结肠、横结肠、降结肠、乙状结肠）、直肠和肛管5部分。其中盲肠和结肠表面具有结肠带、结肠袋、肠脂垂3种特征性结构。

（2）盲肠：居右髂窝内，注意观察回盲瓣。

（3）阑尾：居右髂窝内，沿三条结肠带向下，可寻找到阑尾的根部。

（4）结肠：结肠可分为升结肠、横结肠、降结肠和乙状结肠四部分。

（5）直肠：位于盆腔的后部、骶骨的前方。观察直肠在矢状面上的两个弯曲，即骶曲（凸向后）和会阴曲（凸向前）。

（6）肛管：肛管的腔面有肛柱、肛瓣、肛窦、齿状线、肛梳、白线等结构。

在肛门周围有肛门内、外括约肌环绕。肛门内括约肌属平滑肌，由肠壁的环形肌增厚而形成。肛门外括约肌属骨骼肌，可分为皮下部、浅部、深部三部。

肛门外括约肌的浅部、深部、肛门内括约肌、直肠下部的纵行肌和肛提肌的耻骨直肠肌共同形成一围绕肛管的肌性环称肛直肠环。

7. 肝

（1）肝脏的位置：在整体标本上观察肝的位置和毗邻关系。肝脏大部分居右季肋区和腹上区，小部分居左季肋区。观察肝上、下界的高度。

（2）肝脏的形态：在离体标本或模型上观察肝的形态和分叶。有两面四缘：膈面，有肝镰状韧带和冠状韧带附着，后部无腹膜覆盖区称肝裸区。脏面，有"H"形沟，注意观察胆囊窝、胆囊、腔静脉沟、下腔静脉、第二肝门、肝圆韧带、静脉韧带、肝门。肝前下缘薄而锐利，在右侧有胆囊切迹，左侧有肝圆韧带切迹。肝后缘较钝，肝左缘锐薄，肝右缘钝圆。

（3）肝的分叶：肝的膈面借肝镰状韧带分为肝右叶和肝左叶。肝的脏面借"H"形沟分为肝右叶、肝左叶、肝方叶和肝尾状叶四叶。

8. 胆囊 在整体标本上观察胆囊的位置、形态、胆囊底的体表投影。胆囊位于肝右叶脏面右纵沟前部的胆囊窝内,可分为胆囊底、胆囊体、胆囊颈和胆囊管四部分。胆囊底的体表投影在右锁骨中线与右肋弓交界处。

9. 肝外胆道 在整体标本或离体标本上观察肝外胆道的行程及顺序关系。肝外胆道包括左、右肝管、肝总管、胆囊管以及肝总管与胆囊管汇合而成的胆总管。

10. 胰腺 在整体标本或离体标本或模型上观察胰的形态、位置及毗邻关系。胰位于胃的后方,横贴于腹后壁,相当于第1~2腰椎高度。胰可分为胰头、胰体、胰尾三部分。注意胰头与十二指肠、胆总管及肝门静脉的关系,胰尾与脾的关系。

11. 腹膜

(1) 取腹膜标本或模型,翻开腹前壁,观察脏腹膜、壁腹膜的分布和腹膜腔的形成。进一步观察:冠状韧带和镰状韧带的附着,并在镰状韧带的游离缘内寻认肝圆韧带;大网膜的形态、位置和附着部位;小网膜的位置和组成,并检查小网膜游离缘内通过的主要结构及网膜孔的位置;肠系膜的形态及肠系膜根的附着部位,横结肠系膜、乙状结肠系膜、阑尾系膜的形态,注意在系膜的两层腹膜之间包含的血管等结构。

(2) 在腹腔解剖标本上,观察网膜囊的位置,范围和交通。结合男女骨盆腔正中矢状切面标本,检查腹膜在骨盆腔器官之间的移行关系,确认直肠膀胱陷凹、直肠子宫陷凹和膀胱子宫陷凹的位置。

(3) 在腹膜模型上察看胃、空肠、回肠、盲肠、阑尾、升结肠、横结肠、降结肠、乙状结肠、肝、脾、子宫等器官被腹膜覆盖的范围,并根据覆盖范围确定这些器官的类型。

【实验报告】

1. 结合挂图和模型说出消化系统的组成。

2. 在标本上寻找确定以下结构:咽峡、腭扁桃体、咽隐窝、梨状隐窝、角切迹、幽门、十二指肠悬韧带、回盲瓣、齿状线。

3. 描述胆囊底、阑尾根部的体表投影。

4. 胆囊位于何处? 可分为哪几部?

5. 简述食管三处狭窄的部位及其临床意义。

(胡小和)

实验二十 消化系统组织

【实验目的】

1. 观察食管的组织结构,辨认食管的四层结构。

2. 观察胃底的组织结构,辨认壁细胞、主细胞。

3. 观察空肠的组织结构,辨认小肠绒毛的结构。

4. 观察肝小叶和门管区,辨认肝细胞、肝血窦、小叶间动静脉和小叶间胆管。

5. 观察胰腺的组织结构特点,辨认胰岛和腺泡。

【实验材料】

1. 组织切片:①食管;②胃底;③空肠;④肝脏;⑤胰。

2. 显微镜、擦镜纸等。

【参考教材】

《人体形态与机能》第五章消化系统。

【实验内容和方法】

1. 食管(HE染色)

(1) 肉眼观察:管腔呈不规则形,管壁由内向外依次为染紫红色的黏膜、浅红色的黏膜下层、红色的肌层和浅红色的外膜。黏膜和黏膜下层突向管腔形成皱襞。

（2）低倍镜观察：上皮为未角化的复层扁平上皮。固有层为结缔组织含有血管、淋巴管和食管腺的导管。在食管下段近贲门处有黏液性的食管贲门腺。黏膜肌层为薄层纵行平滑肌。黏膜下层系疏松结缔组织，含血管、淋巴管、神经和食管腺。食管腺是黏液性腺，导管穿过黏膜肌层开口于管腔面。肌层由内环行、外纵行两层肌组成。两层肌之间可见肌间神经丛，由数个神经细胞和无髓神经纤维组成。外膜为薄层疏松结缔组织构成的纤维膜。

2. 胃（HE 染色）

（1）肉眼观察：黏膜染紫蓝色，向外依次为浅红色的黏膜下层、红色的肌层和染色浅的外膜。

（2）低倍镜观察：上皮为单层柱状上皮。上皮往下凹陷形成胃小凹。柱状细胞的核位居基底部，顶部胞质充满粘原颗粒呈浅染的透明区，细胞间分界清楚。固有层为结缔组织，含血管、淋巴组织、散在的平滑肌细胞和大量的胃底腺。胃底腺位于胃小凹和黏膜肌之间，是单管状腺，腺腔小，不易看见，主要由壁细胞和主细胞组成。黏膜肌层薄，由内环外纵两层平滑肌组成。黏膜下层系疏松结缔组织，含较大的血管、淋巴管及黏膜下神经丛，黏膜下神经丛由数个神经细胞和无髓神经纤维组成。肌层较厚，由内斜行、中环形、外纵行的平滑肌组成。外膜系浆膜，由疏松结缔组织和外表面的间皮构成。

（3）高倍镜观察：胃底腺由 5 种腺细胞组成，重点观察壁细胞和主细胞。

1）壁细胞：在胃底腺的颈部和体部较多，细胞较大，呈圆形或三角形，细胞核圆形，居细胞中央。胞质染红色。

2）主细胞：数量多，在胃底腺的体部和底部较多，细胞呈柱状。细胞核圆形，位于基底部。胞质染蓝色，细胞顶部的小空泡是酶原颗粒被溶解所致。

3）颈黏液细胞：数量少，位于颈部。细胞呈柱状或杯状。细胞核扁圆形或三角形，位于基底部。胞质充满粘原颗粒。

3. 空肠（HE 染色）

（1）肉眼观察：黏膜染紫红色，向外依次为黏膜下层、肌层及外膜。黏膜和黏膜下层向管腔内突起形成环状皱襞。

（2）低倍镜观察：可见染色较深的上皮层、染色较浅的固有层，肌层为内环行、外纵行两层平滑肌，外膜为薄层疏松结缔组织和间皮构成的浆膜。

（3）高倍镜观察：上皮为单层柱状上皮，主要由柱状的吸收细胞构成，含少量的杯状细胞。小肠腺为单管状腺，开口于相邻的绒毛之间，腺上皮与绒毛上皮相连，细胞构成与小肠上皮相似。小肠绒毛为固有层和上皮共同凸向肠腔形成的叶状结构，游离在肠腔内的团状结构是绒毛的横切面。游离面有薄层染红色线状结构为纹状缘。

4. 肝脏（猪肝，HE 染色）

（1）肉眼观察：标本染紫红色处为实质，染色浅的地方为门管区。

（2）低倍观察：在肝实质中寻找中央静脉，其腔较大，一般为圆形或不规则形，四周有放射状排列的肝细胞索。由中央静脉沿肝细胞索向四周观察，可找到几处结缔组织较多的地方，其内可见血管及单层立方上皮构成的小叶间胆管，此处为门管区。几个相邻门管区范围的肝实质为一个肝小叶。

肝小叶呈不规则的多边形结构，由中央静脉和大量的肝细胞、肝血窦组成。肝门管区是位于相邻肝小叶之间的疏松结缔组织，含三种管道，即小叶间动脉（管径较小，管壁较厚）、小叶间静脉（管径大，壁薄，腔较大）和小叶间胆管（管壁由单层立方上皮或单层柱状上皮构成）。

（3）高倍镜观察：肝细胞索由肝细胞单行排列而成。肝细胞大，呈多边形，细胞质染红色；核圆形，位于细胞中央，染色浅，可见核仁，有的细胞可有两个核。小叶间动脉管径较小，管壁较厚,有数层平滑肌。小叶间静脉管径大,壁薄,腔较大。小叶间胆管管壁由单层立方上皮或单层柱状上皮构成。

5. 胰腺(HE 染色)

(1) 肉眼观察:胰腺由许多紫红色小块即胰腺小叶组成。

(2) 低倍观察:胰腺表面有薄层结缔组织被膜,被膜伸入腺体内将腺分为许多胰腺小叶,小叶间结缔组织较少,故分界不明显。小叶内有许多紫红色的细胞团(浆液性腺泡)及单层立方上皮构成的管道,二者组成胰腺的外分泌部。腺泡间可见散在的大小不等的浅染的细胞团,为胰腺的内分泌部,即胰岛。

(3) 高倍观察:可见腺泡、导管和胰岛。

1) 浆液性腺泡:由锥体形的浆液性细胞组成,细胞核圆形,染紫色,位于基底部,胞质基部嗜碱性,着紫蓝色,顶部胞质内充满嗜酸性的颗粒。腺泡腔小而不规则,腔面常见有几个染色较浅的细胞,即泡心细胞。泡心细胞小,胞质染色很浅,不易看见,常见其胞核。

2) 导管:闰管管径很细,管腔小,管壁薄,由单层扁平或单层低立方上皮组成,与泡心细胞相连,向外续连小叶内导管。小叶内导管管径较粗,管壁为单层立方上皮。小叶间的结缔组织内有由单层立方上皮或单层柱状上皮形成小叶间导管。

3) 胰岛:为染色浅,大小不等,形态不一的细胞团,周围有少量结缔组织与腺泡分隔。胰岛细胞多呈索状或团状排列,细胞呈圆形、椭圆形或多边形。胞核圆,位于细胞中央。细胞质一般染浅红色。HE 染色不能区分细胞的种类。在胰岛细胞团、索之间可见较多的毛细血管。

【实验报告】

1. 胃底腺主细胞和壁细胞有何区别?

2. 观察切片叙述消化管壁的四层基本结构。

3. 绘低倍镜下肝小叶及门管区图,并标明主要部分的名称。

(胡小和)

实验二十一 胃肠运动及其影响因素的观察

【实验目的】

通过观察正常与实验条件下胃肠运动的情况,理解神经体液等因素对胃肠运动的影响。

【实验原理】

消化道平滑肌有别于骨骼肌,具有一定的紧张性、伸展性和自动节律性,可受神经和体液调控,温度改变、牵张刺激及某些化学物质可使其运动发生变化。

【实验对象】

家兔。

方案一:在体实验

【实验材料】

哺乳动物手术器械一套,兔手术台,婴儿秤,保护电极,刺激器,滴管,注射器,生理盐水,台式液,20% 氨基甲酸乙酯,阿托品注射液,新斯的明注射液,1:10 000 乙酰胆碱,1:10 000 肾上腺素。

【实验内容】

1. 麻醉 将家兔称重,20% 氨基甲酸乙酯溶液(5ml/kg)从耳缘静脉注入,将兔麻醉。

2. 手术 在兔颈中部备皮,沿颈部正中线做切口,依次打开颈部,暴露气管。在气管上做倒"T"形切口,进行气管插管,行结扎固定。在腹中部备皮,沿剑突以下的腹壁正中线做切口,打开腹腔，使胃和肠暴露。找出迷走神经前支（膈下食管末端处）和左侧内脏大神经（左侧肾上腺上方腹后壁处），分别套以保护电极备用。

3. 观察

（1）正常情况下胃及小肠的运动形式、频率、强弱等。

（2）在适宜频率和强度的电刺激下，重复电刺激迷走神经前支，胃肠运动发生何种变化；在适宜频率和强度的电刺激下，重复电刺激左侧内脏大神经，胃肠运动的变化情况。

（3）选取一段肠管，其上滴加 5~10 滴 1：10 000 乙酰胆碱，肠管运动发生何种变化；另选取一段肠管，滴加 5~10 滴 1：10 000 肾上腺素，观察肠管运动的变化；再选一段肠管，滴加 0.2mg 新斯的明，观察其运动的变化，然后在该段肠管上滴加 0.5mg 阿托品，观察其运动会发生何种变化。

4. 将实验家兔行气管夹闭或气体栓塞处死。

【注意事项】

1. 术前家兔应禁食 12 小时，保持肠腔内无粪便。

2. 术中应用温生理盐水湿润胃肠，避免温度及表面干燥影响胃肠运动。

3. 在每更换药物前，应滴加台氏液，清除上一种药物的影响。

方案二：离体实验

【实验材料】

哺乳动物手术器械一套、恒温水浴槽、麦氏浴管、充气球囊、接点温度计、万能支架、BL-420F 生物机能实验系统、张力换能器、注射器、烧杯、滴管、台式液、三角烧瓶、1：10 000 乙酰胆碱、1：10 000 肾上腺素、NaOH 溶液（1N）、HCl 溶液（1N）、1：100BaCl$_2$溶液。

【实验内容】

1. 实验前准备　对麦氏实验装置进行组装。在麦氏浴管中加入台氏液 40ml，对液面高度进行标记。连通充气球囊与 L 型通气管，充入气体（成分为 95%O$_2$、5%CO$_2$），调节螺丝皮管夹，大约每秒钟逸出 1~2 个气泡即可。

2. 制备肠肌标本　取家兔 1 只倒悬与手中，铁棒猛击头部致其昏迷，迅速剖开腹腔，在胃幽门与十二指肠交界处起，截取一段约 20cm 肠管，于体外冷台氏液中除去肠系膜漂洗干净备用。截取约 2cm 长肠段两端结扎用于实验。

3. 安置标本　标本一端固定于 L 型通气管的小钩上置于麦氏浴槽底部，另一端连接张力换能器，张力换能器信号输入 BL-420F 生物机能实验系统。调节张力换能器位置，使小肠结扎线与张力换能器的拉力杠杆成垂直位，且保证结扎线松紧适度。

4. 观察　启动 BL-420F 生物机能实验系统，将肠肌负荷调节为约 1g，待肠肌活动稳定后，先描记一段室温条件下的收缩曲线；将水浴温度控制在 38~40℃，此时记录肠肌运动变化情况；将水浴温度控制在 38℃后，加入 1~2 滴 1：10 000 肾上腺素，观察记录肠肌运动变化情况；将浴管内台式液排出，加入 38℃新鲜台式液，如此反复 2~3 次，待肠肌运动恢复正常后，加入 1：10 000 乙酰胆碱 1~2 滴，观察记录肠肌运动变化情况；同样方法换用 NaOH 溶液（1N）1~2 滴，观察记录肠肌运动变化情况；换用 HCl 溶液（1N）1~2 滴，观察记录肠肌运动变化；滴加 1：100BaCl$_2$溶液 5~10 滴，观察肠肌运动变化。

【注意事项】

1. 术前家兔应禁食 12 小时，保持肠腔内无粪便。

2. 每次药物效果明显后，应立即采用 38℃新鲜台式液更换浴管中的台式液，反复冲洗 2~3 次，待肠管稳定后再给药，且药液应滴入台式液中，不可直接加在肠管上。

3. 滴加药物的过程中，浴管的温度应保持在 38℃。让肠肌保持适宜的张力，不要过紧或过松，在实验过程中不可再进行调整。保持气泡适宜的大小和速率，防止对描记波形进行干扰。

【分析与思考】

1. 胃肠各有哪几种运动形式？

2. 阿托品、新斯的明、乙酰胆碱、肾上腺素会怎样影响胃肠运动？为什么？

3. NaOH 溶液、HCl 溶液和 $BaCl_2$ 溶液各会如何影响肠管运动？其作用机制为何？

（刘 娜）

第六章

能量代谢和体温

实验二十二　人体体温的测量

【实验目的】

掌握临床上常用的测量人体体温的方法和注意事项。

【实验原理】

体温是指机体深部的平均温度。机体深部的温度比机体表层温度高,各部分之间温差小,并且相对稳定。通过血液循环使机体深部温度趋于一致,因此机体深部血液温度可代表机体深部温度的平均值。因机体深部血液温度不便测量,一般采用食管中段的温度和鼓膜的温度分别代表右心房内和下丘脑的温度。在临床上常以直肠温度、口腔温度和腋窝温度来代表机体体温,只要掌握正确的测量方法,测得温度与机体体温非常接近。

【实验对象】

人。

【实验材料】

体温计,75%乙醇溶液,诊查床,液状石蜡,凉开水。

【实验内容】

1. 将消毒后的体温计置于受试者舌下,令受试者闭紧口腔,每隔一分钟取出,读数并记录,直至温度值不变为止。

2. 将消毒后的体温计置于受试者一侧腋窝内,令受试者此侧上臂紧贴胸壁构成封闭腋窝腔。每隔 1 分钟读数并记录,直至温度值不变为止。

3. 比较步骤 1 和步骤 2 所测温度达到稳定所经历的时间长短。

4. 令受试者口腔含满冷水,漱口若干次后再按步骤 1 测口腔温度,并与 1 比较测量结果的差异。

5. 使受试者一侧腋窝被凉水涂湿,再按步骤 2 测腋窝温,并与 2 比较测量结果的差异。

【注意事项】

1. 测量体温时实验室温度要保持稳定。

2. 体温计使用前必须进行消毒,且应将水银柱甩至 35℃ 以下,并注意避免碰坏体温计。

3. 受试者应该先擦干腋窝内的汗液。

【分析与思考】

1. 什么是体温?可分为哪两类?有什么异同?

2. 你了解人体腋窝温度、口腔温度和直肠温度的正常值吗?

3. 请分析各组数据差异的原因,回答各种测量体温方法的注意事项。

(李玉芳)

实验二十三　小鼠能量代谢的测定

【实验目的】

通过测定小鼠的能量代谢,学习能量代谢测定的方法,理解能量代谢测定的原理。

【实验原理】

能量代谢的测定原理遵循能量守恒定律,分为直接测热法和间接测热法。本实验基于化学反应中的定比定律,应用间接测热法测定小鼠单位时间的耗氧量,然后利用一般混合性食物的呼吸商(0.82)所对应的氧热价(20.20kJ/L),即可推算出该时间内小鼠的能量代谢。本实验耗氧量的测定可采用 FJD-80 单筒肺量计测出。

【实验对象】

小鼠。

【实验材料】

广口瓶,橡皮塞,温度计,20ml 注射器,FJD-80 单筒肺量计,酒精棉球,水检压计,氧气,氧气囊,钠石灰,螺旋夹,弹簧夹,液状石蜡。

【实验内容】

1. 连接实验装置,如图 6-1。注射器内涂少许液状石蜡后需反复抽送几次,使液状石蜡在其内形成均匀的薄层,以防止液体的溢出。

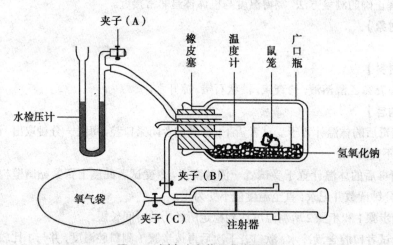

图 6-1　测定小鼠能量代谢装置

2. 检查实验管道系统有无漏气。先夹闭管夹使管道系统封闭,然后用注射器向管道内推入一定量的气体,使水检压计大气侧液面上升,如 5~10 分钟后液面高度保持不变,则表示该管道系统密封性良好。

3. 将小鼠放入玻璃瓶后,加塞密闭。

4. 先打开弹簧夹(夹 A),然后松开氧气囊的螺旋夹(夹 B 和夹 C),缓缓送入氧气。将 20ml 注射器抽取氧气至略超出 10ml 处后旋紧氧气囊的螺旋夹(夹 C),将注射器推到刻度 10ml 处,夹闭弹簧夹(夹 A),并记录时间和玻璃筒内的温度。

5. 将注射器芯推进 2~3ml,则水检压计与大气相通侧液面上升。小鼠因代谢不断消耗氧气,同时产生二氧化碳(二氧化碳被钠石灰吸收),故玻璃筒内气体逐渐减少,水检压计液面因而回降。待两液面高度相等时,再将注射器芯向前推进 2~3ml,如此反复上述过程,直至 10ml 氧气推送完毕为止。待液最后一次两液面高度达同一水平时,再次记录时间。两次记录的时间差即为消耗 10ml 氧气所需时间,据此可测得每小时的耗氧量。

6. 计算小鼠能量代谢率　依据公式 $V_0 = V_t \times f_{STPD}$，将耗氧量换算为标准状态下的气体容量；假定呼吸商为 0.82，氧热价为 20.20kJ/L，则能量代谢率为（kJ/h）＝20.20× 耗氧量。

【注意事项】

1. 尽量使动物安静，避免对动物的刺激，必要时可将动物预先轻度麻醉（戊巴比妥钠 0.04mg/g，腹腔注射）。

2. 不要用手握玻璃筒或注射器，以免使管道系统温度升高。

3. 实验过程选用新鲜干燥钠石灰。

4. 水检压计中的水需染色，便于观察。

【分析与思考】

本实验所测得的结果是小鼠的基础代谢率吗？为什么？

（李玉芳）

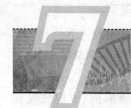

第七章

呼 吸 系 统

实验二十四　呼吸系统大体

【实验目的】

1. 观察呼吸系统的组成及其连续关系。

2. 观察呼吸系统各器官的形态和位置，辨认其主要结构。

3. 观察胸膜的分布和胸膜腔的构成，肋膈隐窝的位置、形态，辨认胸膜顶、肺和胸膜下界的体表投影。

4. 辨认纵隔的境界和分部，观察其组成内容。

【实验材料】

1. 呼吸系统整体标本，头颈部正中矢状切面标本，胸腔解剖标本。

2. 鼻旁窦、喉软骨、喉肌标本和模型，喉腔后壁切开标本和模型。

3. 气管和左、右支气管标本和模型，左、右肺标本和模型。

4. 呼吸系统彩色挂图。

【参考教材】

《人体形态与机能》第七章呼吸系统第一节呼吸器官。

【实验内容和方法】

1. 观察呼吸系统的组成　通过呼吸系统整体标本和彩色挂图观察，辨认主要器官及连续关系。

2. 鼻　在标本或模型上观察鼻，并在活体上指认鼻的结构。

（1）外鼻：鼻根、鼻背、鼻尖和鼻翼，注意鼻翼的活动性。

（2）鼻腔：鼻腔由鼻中隔分成左、右两腔，每个鼻腔分为鼻前庭、固有鼻腔两部分。注意鼻前庭的位置和内部的鼻毛。固有鼻腔的黏膜分为嗅区和呼吸区。固有鼻腔外侧壁结构由上而下分别为上鼻甲、中鼻甲、下鼻甲。每个鼻甲的下方都有前后纵行的空隙为上鼻道、中鼻道和下鼻道。

（3）鼻旁窦：在鼻旁窦标本或模型上辨认额窦、上颌窦、蝶窦和筛窦的位置，用塑料软杆探查其开口，注意上颌窦底与开口位置的关系。除蝶窦开口于蝶筛隐窝，后组筛窦开口于上鼻道外，其余鼻旁窦均开口于中鼻道。

3. 喉　在喉软骨标本或模型上辨认各喉软骨及其位置关系，体会吞咽时喉的运动。

（1）喉软骨

1）甲状软骨：为喉所有软骨中最大的一块，组成喉的前、外侧壁，由两个对称四边形软骨板构成。两板前缘于正中线上约以直角相连，形成前角，前角上端向前突出，叫喉结，可在体表模到，成年男性特别突出。前角上缘两板之间的凹陷叫甲状软骨切迹或喉上切迹。两板后缘游离，向上、向下各形成一突起，叫上角和下角。下角与环状软骨形成关节。在活体上触摸甲状软骨及喉结。

2）环状软骨：形如指环,位于甲状软骨的下方。环状软骨的后部宽大,称环状软骨板;前部狭窄,称环状软骨弓。它是喉软骨中唯一完整的软骨环。在活体上触摸,环状软骨的前部和环甲膜。

3）杓状软骨：左、右各一,位于环状软骨板上缘的两侧,形如三角锥状,尖向上,底向下。底为凹面,与环状软骨板相关节,底有向前、向外两个突起,外侧突为肌突,前突为声带突。

4）会厌软骨：形如树叶,下部细长,上部宽阔,下端贴附在甲状软骨前角的内面,前面稍隆凸,后面凹陷,对向喉腔。

（2）喉软骨的连接：在喉标本上观察。

1）弹性圆锥：为弹性纤维构成的膜状结构,自甲状软骨前角的后面向下、向后附着于环状软骨上缘和杓状软骨声带突。此膜的上缘游离,紧张于甲状软骨前角与杓状软骨声带突之间,称声韧带。弹性圆锥前部较厚,张于甲状软骨下缘与环状软骨弓上缘之间,称环甲正中韧带。

2）方形膜：呈斜方形,由会厌软骨的两侧缘和甲状软骨前角的后面向后附着于杓状软骨的前内侧缘。此膜下缘游离,称前庭韧带。

3）甲状舌骨膜：连于甲状软骨上缘与舌骨之间。

4）环状软骨气管韧带：连于环状软骨下缘与第1气管软骨环之间。

（3）喉肌：取喉肌标本观察。

1）开大声门肌：为环杓后肌,起自环状软骨板后面,肌纤维向外上行,止于杓状软骨肌突。作用是使杓状软骨之肌突向后、内、下、侧方转动,而声带突转向外上方,使声门裂扩大。

2）紧张声带肌：为环甲肌,从前方观察喉的外部,可见此肌起于环状软骨弓,止于甲状软骨板下缘及甲状软骨下角。可使甲状软骨前倾,紧张声带。

（4）喉腔：在喉腔后壁切开的标本上观察。

1）喉口：顺会厌上缘两侧向后下方延伸的黏膜皱襞称杓会厌襞,两侧的杓会厌襞在喉口后端相连处稍下陷,称杓状软骨间切迹。由会厌上缘、两侧杓会厌襞及杓状软骨间切迹所围成之椭圆形开口称喉口。

2）喉腔的界限和分部：自喉口至环状软骨下缘之间的腔为喉腔,内表面有黏膜被覆。约在喉腔中段的两侧壁上,有两对前后平行的黏膜皱襞突入腔内,将喉腔分为三部,即喉前庭、喉中间腔和声门下腔。上一对皱襞为前庭襞,两侧前庭襞之间的裂隙称前庭裂。下一对皱襞为声襞,内有声韧带及声带肌。辨认并区别前庭襞与声襞的形态。观察模型可见声带肌附于杓状软骨声带突的尖端。前庭襞和声襞向前都附于甲状软骨板所构成的夹角处,位于两侧声襞之间的裂隙为声门裂的膜间部,声门裂的后2/5位于两杓状软骨之间,称软骨间部。注意观察两侧声襞之间的声门裂的形态特点。

喉腔在喉口与前庭裂平面之间的部分叫喉前庭。前庭裂平面至声门裂平面之间部分叫喉中间腔,其两侧突入前庭襞与声襞之间的隐窝称喉室。声襞以下为声门下腔,接气管。

4. 气管和主支气管　在胸腔解剖标本上辨认气管分颈、胸2部分,位居食管的前方,在胸骨角平面分叉。

气管为一软骨膜性管,管的后面扁平,与食管紧邻,起自环状软骨下缘（平第6颈椎下缘处）,下行至第4和第5胸椎体交界处（平胸骨角水平）分为左、右主支气管进入两肺。气管下端分叉处是气管杈,在气管杈处横切气管标本上观察气管隆嵴为呈内面向上突的半月形嵴;观察左、右主支气管的形态特点,右侧主支气管较陡直而粗短,左主支气管较平斜而细长。观察支气管的分支规律,辨认肺段支气管。活体上在喉的下方触摸气管颈部。

5. 肺的形态与位置　在肺标本或模型上观察并描述肺的形态、分叶,以及左、右肺的形态差别,注意肺表面是一层光滑的胸膜脏层。观察肺门的位置,辨认出入肺门的结构。

肺位于胸腔内，两肺间隔以纵隔。观察肺标本，辨认左、右肺。左肺为两叶，右肺为三叶，左肺前缘有心切迹。观察肺的形态，肺有一尖、一底、两面和三缘，观察肺纵隔面的肺门和左肺前缘的心切迹。注意肺的分叶，左肺为上叶、下叶，右肺分上叶、中叶和下叶。

6. 胸膜与纵隔　在打开胸腔前壁的标本和模型上，观察肺的位置和胸膜的配布。

胸膜根据所在部位的不同，有不同的名称。紧贴在肺表面发亮而反光的一层叫脏胸膜，它与肺组织贴得很紧，不易撕开；贴在胸壁内面的称壁胸膜，辨认壁胸膜分胸膜顶、肋胸膜、纵隔胸膜和膈胸膜等4部：贴在肋骨与肋间肌内面的部分叫肋胸膜；贴在膈上面的称膈胸膜；贴在纵隔上的称纵隔胸膜；壁胸膜的最高部分超过锁骨内侧1/3上2.5cm或第1肋骨之上3~4cm达到颈根部，称胸膜顶。将肺的前缘轻轻推向外侧，用手探试则可以看到脏胸膜与纵隔胸膜在肺根处直接连续，辨认构成肺根的结构。

在壁胸膜与脏胸膜之间的空腔就是胸膜腔。胸膜腔是封闭的浆膜囊，左、右各一个，左侧胸膜腔与右侧的胸膜腔彼此互不相通。正常时，胸膜腔内只有极少量液体，在壁胸膜相互移行之处，可留有一定的间隙，肺缘不深入其间，称胸膜隐窝。探测并辨认肋膈隐窝的构成、形态和位置；每侧肋胸膜与膈胸膜转折处有肋膈隐窝。

纵隔为两侧纵隔胸膜间的脏器与结缔组织的总称，主要包括心脏、心包、大血管、气管、支气管、食管等。纵隔通常以胸骨角和第4胸椎体下缘平面为界分为上纵隔和下纵隔。下纵隔以心包为界分为前纵隔、中纵隔、后纵隔。在打开胸腔前壁的标本和模型上，观察纵隔的境界和分部，指出上、下纵隔的组成结构。

【实验报告】
1. 用解剖学知识解释，鼻道出现积脓时，应考虑哪些鼻旁窦有炎症？
2. 叙述喉镜检查时，可见到喉腔内哪些结构。
3. 解释为什么误入气管的异物易进入右肺。
4. 画出胸膜顶、肺下界、胸膜下界的体表投影。
5. 叙述胸腔和胸膜腔有何区别，胸膜腔积液、积气时各易积于何处。

(袁海华)

实验二十五　呼吸运动的调节

【实验目的】
1. 观察 CO_2 过多、缺 O_2 和无效腔增大等因素对呼吸运动的影响。
2. 观察并分析肺牵张反射对呼吸运动的影响。

【实验原理】
呼吸运动能有节律地不断进行，并能适应机体代谢的需要，主要是通过神经与体液调节的结果。体内外各种刺激可以直接作用于中枢或通过不同的感受器反射性影响呼吸运动。

【实验对象】
家兔。

【实验材料】
哺乳类手术器械一套，兔手术台，婴儿秤，钠石灰，橡胶管，20%氨基甲酸乙酯，3%乳酸，含 CO_2 的气囊，生理盐水，BL-420F 生物信号处理系统，呼吸换能器，气管插管等。

【实验内容】
1. 麻醉和固定动物　取一只家兔，称重，由耳缘静脉注射 20% 氨基甲酸乙酯溶液（5ml/kg）。动物麻醉后，仰卧固定于兔手术台上。
2. 手术　用弯剪刀剪去颈部兔毛，沿正中线切开颈部皮肤，用止血钳分离颈部筋膜层和肌肉层,分离出气管,再在颈部两侧分离出迷走神经,在其下穿线备用,最后在气管下方穿一根手术线备用,在甲状软骨下方将气管剪一倒"T"字形切口,插入气管插管后用备用线结扎。

3. 仪器连接 将传感器与气管插管相连,传感器一端的橡皮管同气管插管的直开口连接。气管插管的侧开口连接短橡皮管,可用止血钳夹闭其一小部分,用以调节通气量的大小来观察呼吸波形。

4. 观察

(1)正常呼吸运动 打开生物信号处理系统,选择"实验项目"菜单中的"呼吸实验",在"呼吸实验"的子菜单中选择"呼吸运动调节"实验模块,描记一段正常呼吸运动曲线。注意所描曲线与呼气和吸气动作的关系。

(2)增加吸入气中的 CO_2 浓度:将装有 CO_2 的气囊与气管插管的侧口相连,使家兔吸入的是气囊中的 CO_2,同时作标记,观察呼吸运动的变化。

(3)增大无效腔(长管呼吸):将气管插管侧口端对接一根长约50cm的橡皮管,使无效腔增大。观察呼吸运动的变化。

(4)缺 O_2:将气管插管的侧开口连接一个装有钠石灰并含有一定容量空气的缺氧瓶,使动物呼吸缺氧瓶中的空气。此时动物呼出的 CO_2 被钠石灰吸收,故随着呼吸的进行缺氧瓶中的 O_2 便越来越少,观察呼吸运动的变化。

(5)改变血液中的pH:由耳缘静脉注入3%的乳酸溶液2ml,观察呼吸运动的变化。

(6)切断迷走神经:剪断一侧迷走神经,观察呼吸运动的变化,然后再剪断另一侧迷走神经,观察呼吸运动频率和深度的变化。

【注意事项】

1. 手术线要用生理盐水浸泡。切口要外覆湿纱布,避免组织干燥。

2. 气管插管前如气道有较多分泌物及血液应及时清理干净,保持气道通畅。

3. 夹在气管插管侧开口短橡皮管上的止血钳夹好后,在实验过程中不能打开及反复夹闭,要保证参照呼吸波形的一致。

4. 每做完一项实验后,都应等动物呼吸恢复之后再做下一项实验。

【分析与思考】

呼吸运动的体液调节因素有哪些?如何调节?

(纪 中)

实验二十六 胸膜腔内负压的观察

【实验目的】

直接观察动物胸膜腔内的负压,明确胸内负压的成因和维持条件。

【实验原理】

在平静呼吸时,胸膜腔内的压力随呼气和吸气而升降,但始终低于大气压力,故称为胸内负压。在紧闭口鼻用力呼气时,胸内压可高于大气压。当胸膜腔与外界大气相通后,因外界空气进入胸膜腔而形成气胸,胸内压便与大气压相等不再显现负压。本实验即利用水检压计验证胸内负压的存在与影响其变动的因素。

【实验对象】

家兔。

【实验材料】

哺乳类动物手术器械一套,兔手术台,婴儿秤,20%氨基甲酸乙酯,穿刺针头,水检压计。

【实验内容】

1. 自兔耳缘静脉注射 20% 氨基甲酸乙酯（5ml/kg），待动物麻醉后，仰卧固定于兔手术台上。

2. 将兔右胸部 4~6 肋间区的毛剪去，于第 5、6 肋间、胸骨旁约 4~6cm 处沿肋缘切开皮肤2~3cm，分离皮下组织及表层肌肉，暴露肋间肌。

3. 将穿刺针头通过橡皮管与水检压计相连，检压计内水中略加红色墨水，以利观察液面波动。检压计内液面应与刻度 0 一致，并调整检压计的高度，使刻度 0 与动物胸膜腔在同一水平。

4. 将穿刺针头沿肋骨上缘刺入胸膜腔内，刺入后可用胶布固定于胸壁。一旦刺入胸膜腔内，即可见水检压计内水柱向胸膜腔一侧升高。

5. 观察

(1) 注意观察胸内负压的数值及在吸气和呼气时的变化。

正常胸膜腔内压（mmH$_2$O）：吸气时_____，呼气时_____。

(2) 自右侧腋后线到软骨处剪断一段肋骨，造成气胸，观察胸膜腔负压的变化。

气胸时胸膜腔内压（mmH$_2$O）：吸气时_____，呼气时_____。

【注意事项】

1. 穿刺针头与橡皮管和水检压计的连接必须严密，切不可漏气。

2. 穿刺针在肋骨上缘刺入不要过猛过深，以免刺破肺组织和血管造成气胸和出血过多。

3. 如针头被阻塞可轻轻挤压橡皮管或轻动针头，避免刺破脏层胸膜。

【分析与思考】

胸膜腔负压是如何形成的？有什么重要生理意义？

（纪　中）

实验二十七　肺通气功能的测定

【实验目的】

学习肺量计的使用及肺通气功能的测定方法。

【实验原理】

肺的主要功能是进行气体交换。在肺通气过程中，肺容量随着进出肺的气体量而变化。所以，测量肺容量有助于了解肺通气情况，可作为评价肺功能的指标之一。

【实验对象】

人。

【实验材料】

肺量计（或改良肺量计），橡皮接口，鼻夹，酒精棉球，钠石灰。

【实验内容】

1. 将改良肺量计外筒盛水，水量约为外筒容量的 80%，再在钠石灰匣内装入粗块无碎屑的钠石灰，并将三路开关连接在呼气和吸气导管上。转动三路开关开放肺量计，使肺量计与大气相通，提起浮筒，使筒内装以一定量的空气。转动三路开关，关闭肺量计、检查肺量计是否漏气，然后消毒橡皮接口连于三路开关的另一接管口上。让受试者取站立或仰卧姿势，将橡皮接口的薄片置于口腔前庭，以牙齿咬住接口上的两个突起。调节肺量计的描笔，使之位于记纹鼓中部。

2. 肺活量及组成的测定　让受试者夹上鼻夹，用口平静呼吸数分钟，然后转动三路开关，使受试者呼吸肺量计内气体。此时可以观察到浮筒随呼吸周期而升降。以较慢鼓速连续记录两分钟，在专用记录纸上即可读出潮气量和呼吸频率，借此计算出呼气量。再进行几次平静呼吸之后,让受试者先作一次最大吸气,随即进行一次最大呼气,读出肺活量数值。

3. 用力肺活量及用力呼气量的测定　开放肺量计,使筒内重新装满新鲜空气 4~5L。受试者取立位,夹上鼻夹,口含橡皮接口并与肺量计相通。开动记纹鼓(鼓速 10cm/min),作平静呼吸数次,然后让受试者作最大吸气,屏住气。加快鼓速(150cm/min),待 1~2 秒后,让受试者立即迅速作最快最大的呼气,直到不能再呼出为止。重复一次。

按记录的曲线计算出全部呼出气总量(用力肺活量),然后再分别计算出第一秒、第二秒和第三秒的呼出气量,求出每秒钟呼出气量占用力肺活量的百分比(用力呼气量),健康成人第一秒平均为83%,第二秒约为96%,第三秒约为99%。

4. 观察

呼吸频率	潮气量	每分钟通气量	补吸气量	补呼气量	肺活量	用力呼气量

【注意事项】

1. 实验前要检查肺量计是否漏气。

2. 肺活量测定要最大吸气后再最大呼气。

【分析与思考】

肺活量与用力肺活量及用力呼气量的区别? 测定用力呼气量的生理意义是什么?

(纪　中)

第八章

循环系统

实验二十八　心

【实验目的】

1. 观察心的位置、形态,辨认心腔各结构,理解瓣膜的功能。

2. 比较各心腔的形态结构特点。

3. 观察心传导系统的组成及窦房结、房室结和右束支的位置,理解其功能。

4. 观察冠状动脉的起始、分支分布和走行,观察冠状窦的位置及主要属支。

5. 观察心包及心包腔的构成。

6. 在活体上能够确定心的体表投影。

【实验材料】

1. 心的模型和挂图。

2. 胸腔解剖标本(切开心包)。

3. 离体心的解剖标本(切开心壁,暴露心腔)。

4. 心的血管标本。

5. 新鲜牛心。

【参考教材】

《人体形态与机能》第八章循环系统第二节心血管系统。

【实验内容和方法】

利用标本、模型观察,对照挂图辨认。通过解剖新鲜牛心加深对理论知识的理解和记忆。通过体表触摸等加深对理论知识的理解和记忆。

1. 心的位置、外形

(1) 位置:心位于中纵隔内,膈的上方,外包心包,大部分偏中线左侧,心尖朝左前下方。

(2) 外形:心尖;心底;胸肋面;膈面;左缘;右缘;下缘;冠状沟;前、后室间沟。

2. 心腔的形态　比较左右心室壁、腱索和乳头肌。

(1) 右心房:位于心的右上部。其结构有:右心耳、三个入口(上、下腔静脉口、冠状窦口)、一个出口(右房室口)、卵圆窝、梳状肌等。

(2) 右心室:位于右心房的左前下方。其结构有:三尖瓣、腱索、乳头肌、隔缘肉柱、肺动脉口、肺动脉瓣等。

(3) 左心房:位于心底部。其结构有:左心耳、4个肺静脉口、左房室口。

(4) 左心室:位于右心室的左后下方。其结构有:二尖瓣、腱索、乳头肌、主动脉口、主动脉瓣。

3. 心的血管　包括心的动脉和静脉。

(1) 心的动脉:左、右冠状动脉均始于主动脉升部。右冠状动脉包括后室间支、左室后支。左冠状动脉包括前室间支、旋支。辨认前室间支及旋支,追踪其走行。

（2）静脉：主要有心大、中、小静脉，均汇入冠状窦。

4. 心的传导系统 诸结构在人心的解剖标本上不易辨认，可结合模型和图谱理解它的位置。

（1）窦房结：位上腔静脉与右心房交界处的心外膜深面。在一般标本上都不易显示。

（2）房室结：位于冠状窦口前上方的心内膜深面。

（3）房室束：房室结下端发出，分左右二支。沿室间隔两侧，心内膜深面下降，进入心肌。右束支在隔缘肉柱内。

（4）普肯耶纤维。

5. 心包 是包在心外面及大血管根部的囊状结构。辨认纤维性心包及浆膜性心包，区分浆膜性心包的脏层和壁层。注意心包腔的形成。

6. 在活体上确定心的体表投影。学会如何定位左下点、左上点、右上点和右下点。

【实验报告】

1. 心各腔有哪些结构，有什么区别？初步理解先天性心脏病的病变部位。

2. 心有哪些瓣膜，各附着于何处，起何作用？

3. 血液在心腔中如何流动？

4. 心的传导系统由哪些结构组成？初步理解心的传导阻滞。

5. 营养心的血管是什么？初步理解冠心病。

（李东禄）

实验二十九 全身血管、淋巴系统

【实验目的】

1. 观察肺循环血管的起止、行程。

2. 观察主动脉的起止、行程、分部及其主要分支。

3. 观察颈动脉窦和颈动脉体的位置，理解其功能。

4. 在活体上能准确定位临床常用的压迫止血点和切脉的部位。

5. 观察上、下腔静脉系的组成，各部静脉主干及收集范围。

6. 观察上、下肢浅静脉的起始、行程、注入部位。

7. 观察肝门静脉的形成、行程、主要属支和收集范围，肝门静脉系与腔静脉系的吻合部位和途径。

8. 观察胸导管的起始、行程、注入部位和收集范围。

9. 观察全身各部淋巴结的位置和收集范围。

10. 观察脾的形态和位置。

【实验材料】

1. 胸腔解剖标本、模型和挂图。

2. 躯干后壁的动、静脉标本、模型和挂图。

3. 头颈和上肢的动静脉标本、模型和挂图。

4. 腹部动、静脉的标本、模型和挂图。

5. 盆部和下肢的动静脉标本、模型和挂图。

6. 门静脉吻合模型。

7. 全身淋巴结的标本、模型和挂图。

8. 胸导管和右淋巴导管标本和挂图。

【参考教材】

《人体形态与机能》第八章循环系统第二节心血管系统和第三节淋巴系统。

【实验内容和方法】

利用标本模型观察，对照挂图辨认，比较动脉和静脉的区别，通过体表触摸等加深对理论知识的理解和记忆。

1. 肺循环的血管

(1) 肺动脉：起自右心室的肺动脉干，至主动脉弓下分为左、右肺动脉。注意观察它们的行经，认识动脉韧带。

(2) 肺静脉：每侧肺有两条肺静脉，离开肺门后，横行向内，注入左心房。

2. 体循环的血管 注意区别动脉和静脉管壁的特点。

(1) 体循环的动脉：其主干是主动脉，为最粗大的动脉干，由左心室发出，斜向右上，继而弯向左后，沿脊柱下降，最后在第4腰椎体下缘平分为左、右髂总动脉。

观察主动脉分部：①升主动脉；②主动脉弓；③降主动脉：以膈的主动脉裂孔为界，分胸腔的胸主动脉和腹腔的腹主动脉。

1) 头颈部动脉：其主干是颈总动脉。注意观察左、右颈总动脉起点的差别、走行。颈总动脉分颈内、外动脉，颈内动脉在颈部无分支，颈外动脉有数个分支。

颈外动脉分支有：①甲状腺上动脉；②面动脉（可触摸到搏动）；③颞浅动脉（能触摸到搏动）；④上颌动脉。观察各分支起点、行径及分布范围。

2) 锁骨下动脉及上肢的动脉：观察左、右锁骨下动脉起始的差别和走行。锁骨下动脉向外穿斜角肌间隙至第1肋外侧缘，移行为腋动脉。

锁骨下动脉分支包括：①椎动脉；②胸廓内动脉；③甲状颈干。观察这些动脉的起点和行经，主要分支及分布范围。

腋动脉经腋窝至大圆肌下缘处移行为肱动脉（在肘窝稍上方的肱二头肌腱内侧，可触摸到搏动）。肱动脉至肘窝深部分桡动脉、尺动脉。观察各分支起点，行经及分布范围。

观察掌深弓、掌浅弓的形成。

3) 胸部的动脉：观察胸主动脉壁支在肋间隙的走行，观察支气管动脉和食管动脉。

4) 腹部的动脉：其主干是腹主动脉。观察其壁支膈下动脉和腰动脉。

观察成对脏支及其分布范围：①肾动脉；②肾上腺中动脉；③睾丸动脉（卵巢动脉）。

观察不成对脏支及其分布范围：①腹腔干及其分支：胃左动脉、肝总动脉、脾动脉。②肠系膜上动脉及其分支：空肠动脉、回肠动脉、回结肠动脉（发出阑尾动脉）、右结肠动脉、中结肠动脉。③肠系膜下动脉及其分支：左结肠动脉、乙状结肠动脉、直肠上动脉。

5) 盆部及下肢动脉：其主干是髂总动脉，在骶髂关节前方分为髂内、外动脉。

观察髂内动脉及其分支和分布范围：①壁支有闭孔动脉、臀上动脉、臀下动脉；②脏支有膀胱上动脉、膀胱下动脉、直肠下动脉、子宫动脉、阴部内动脉。

观察髂外动脉及其分支和分布范围：沿腰大肌内侧缘下行，经腹股沟韧带深面移行为股动脉（在腹股沟韧带中点稍下方可摸到搏动）。

观察股动脉、腘动脉、胫前动脉、胫后动脉的分支和分布范围。

(2) 体循环的静脉：分为心静脉系、上腔静脉系和下腔静脉系三部分。

1) 上腔静脉系：由上腔静脉及其属支组成。上腔静脉是由左、右头臂静脉和奇静脉汇合而成，注入右心房。头臂静脉是由颈内静脉和锁骨下静脉汇合而成。

头颈部的静脉包括颈内静脉、颈外静脉及其属支。颈内静脉自颅底的颈静脉孔，伴颈内动脉，继而伴颈总动脉下行，至胸锁关节后方，与锁骨下静脉会合成头臂静脉。面静脉是颈内静脉的属支，观察面静脉的走行及收集范围。颈外静脉沿胸锁乳突肌表面下降，注入锁骨下静脉。

头颈部静脉变异较多，教师要注意指导。

上肢的静脉：包括深静脉和浅静脉。深静脉多与同名动脉伴行，最后合成腋静脉，在第1肋外侧缘延续为锁骨下静脉，与锁骨下动脉伴行。浅静脉有头静脉、贵要静脉和肘正中静脉，要注意这些静脉的起始、走行和注入部位。

胸部的静脉：有奇静脉、半奇静脉和副半奇静脉等。观察奇静脉、半奇静脉和副半奇静脉的行经，注意流注关系。

2）下腔静脉系：由下腔静脉及其属支组成。下腔静脉为人体最大的静脉，在第5腰椎右前方由左髂总静脉、右髂总静脉汇合而成，注入右心房。

腹部的静脉：包括壁支和脏支。观察其壁支膈下静脉和腰静脉；观察成对脏支肾上腺静脉、肾静脉、睾丸静脉（卵巢静脉）。观察标本时，要比较左、右肾静脉的长度。观察左、右睾丸静脉（左、右卵巢静脉）和左、右肾上腺静脉的流注关系及注入部位的角度。观察腹腔不成对脏支肝静脉及其属支，理解其收集范围。在肝十二指肠韧带内寻找肝门静脉。观察门静脉吻合模型，辨认食管静脉丛，直肠静脉丛和脐周静脉网。

盆部的静脉：包括髂内静脉及其属支，与同名动脉伴行。观察其壁支（臀上静脉、臀下静脉、闭孔静脉）和脏支（直肠下静脉、阴部内静脉和子宫静脉）。

下肢的静脉：包括深静脉和浅静脉。下肢的深静脉均伴同名动脉走行，最后注入股静脉。股静脉位于股动脉内侧，与同名动脉伴行。在股三角区内观察股动脉、股静脉和股神经三者的位置关系。下肢的浅静脉有两条（大隐静脉和小隐静脉），辨认二者的位置，观察它们的走行及流注关系。

3. 淋巴系统

（1）淋巴导管：即胸导管及右淋巴导管。观察胸导管的起始部位、行径和注入部位；观察肠干和左、右腰干的汇入，认清乳糜池的位置；观察注入胸导管末端的支气管纵隔干、左锁骨下干和左颈干。在右静脉角附近，寻找右淋巴导管，注意其属支右支气管纵隔干，右锁骨下干和右颈干的注入。

（2）淋巴器官：在标本和模型上观察淋巴结形态、全身各部淋巴结群的分布情况。观察脾的位置、形态，注意脾的前缘与左肋弓的位置关系。

【实验报告】

1. 结合活体，描述主要动脉压迫止血点的具体部位。

2. 描述肝门静脉的组成、属支，与上、下腔静脉之间吻合部位。肝门静脉回流受阻时，为什么会出现呕血或便血？

3. 上下肢的浅静脉有哪些？各注入何处？有何临床意义？

4. 叙述胸导管的起始、注入部和收集的范围。

5. 列表总结循环动脉分支主要概况。

6. 一患者口服维生素 B_2 后，尿液呈黄色，结合血液循环，请说明它在体内吸收、运行和排泄的具体途径。

（李东禄）

实验三十 循环系统组织

【实验目的】

1. 观察心壁组织，区分每层结构特点。

2. 观察中等动、静脉组织，比较两者组织结构特点。

3. 观察淋巴结的结构，辨认皮质和髓质的结构。

4. 观察脾的结构,辨认白髓和红髓的结构。

【实验材料】

1. 组织切片 ①心脏切片;②中等动、静脉切片;③淋巴结切片;④脾切片。

2. 显微镜、擦镜纸等。

【参考教材】

《人体形态与机能》第八章循环系统第二节心血管系统和第三节淋巴系统。

【实验内容和方法】

1. 心脏(心壁切片,HE 染色)

(1)低倍镜观察:心壁分三层:①心内膜:较薄,表面为内皮细胞,内皮下层为薄层结缔组织,深部为心内膜下层;②心肌膜:最厚,占心壁绝大部分,主要由心肌纤维组成,其间有结缔组织及丰富血管;③心外膜:较心内膜厚,被覆在心肌的外面,即浆膜心包的脏层,由结缔组织和间皮组成。

(2)高倍镜观察:①心内膜下层:紧靠心肌膜,为结缔组织。其中含普肯耶纤维,其直径较一般心肌纤维粗,染色较浅,肌浆丰富,肌原纤维少,横纹不太明显;②心肌膜:最厚,心肌纤维呈螺旋状排列,可分内纵、中环、外斜各层,故在切片中能见到各种心肌纤维的断面。其间可见丰富的毛细血管和少量结缔组织;③心外膜:为薄层结缔组织,其中可见小动脉(管壁厚、管腔小而规则)和小静脉(管壁薄,管腔大而不规则)。

2. 中等动脉和中等静脉(HE 染色)

(1)肉眼观察:标本中有两个较大的血管横断面,管壁较厚、管腔较圆而且较小的是中等动脉;管壁较薄、管腔较大而不规则的是中等静脉。

(2)低倍镜观察中等动脉:管壁分三层,由腔面向外观察。①内膜:很薄,在腔面只见一层内皮细胞。内弹性膜为一层红色、折光性强、呈波浪状的膜,与中膜分界明显;②中膜:最厚,主要由环行平滑肌组成,其间有少量弹性纤维和胶原纤维;③外膜:主要成分是结缔组织,在中膜与外膜交界处有外弹性膜,故与中膜分界明显。

(3)低倍镜观察中等静脉:由腔面向外观察。①内膜:很薄,只见一层内皮细胞,内弹性膜不明显,故与中膜分界不清;②中膜:较薄,主要由3~5层环行平滑肌组成,其间有少量结缔组织;③外膜:较中膜厚,由结缔组织组成;无外弹性膜,故与中膜分界不清。

3. 大动脉(HE 染色) 低倍镜观察:由大动脉腔面向外观察,分为三层膜。①内膜:最薄,内皮只见一层细胞,内皮下层较薄,内弹性膜与中膜弹性膜分界不清。②中膜:最厚,主要成于数十层同心圆排列的弹性膜,各层弹性膜间由弹性纤维相连,弹性膜之间还有环行平滑肌、胶原纤维和弹性纤维。③外膜:较薄,由结缔组织组成。其外弹性膜与中膜分界不清。

4. 淋巴结(HE 染色)

(1)低倍镜观察:①被膜:由较致密的结缔组织组成,在淋巴结的凸面可见输入淋巴管横断面或可见其穿过被膜通连到被膜下淋巴窦,在淋巴结门可见输出淋巴管、动脉和静脉出入。此外,可见自被膜伸到实质内的索状结缔组织小梁,它们构成实质的支架。②皮质:淋巴小结是由密集的淋巴构成,呈球形,有多个,分布于皮质浅层。淋巴小结的周围着色较深,主要由密集的小淋巴细胞组成;淋巴小结的中央着色较浅,称为生发中心,发育完好的生发中心可分两极,近内侧为暗区,外侧为明区。明区顶端覆盖有一半月形小淋巴细胞层,称小结帽。胸腺依赖区又称副皮质区,为分布于淋巴小结之间皮质深层的弥散淋巴组织。皮质淋巴窦(皮窦)分布于被膜或小梁与淋巴组织之间,一般较狭窄,在低倍镜下不易辨认。③髓质:淋巴索(髓索)是由密集的淋巴组织构成的条索状结构,着深蓝紫色,形状不规则,可呈长条形或分支状,彼此相连。髓质淋巴窦,或称髓窦,为走行于淋巴索之间的和淋巴索与小梁之间的浅色区域,其形状迂曲,窦腔较宽,并且分支吻合成网。

（2）高倍镜观察：可继续观察淋巴结的细微结构。

5. 脾（HE 染色）

（1）低倍镜观察：被膜由较厚的致密结缔组织组成，含有弹性纤维和少量平滑肌细胞。被膜外面覆盖着间皮。被膜结缔组织伸入实质，形成脾小梁。

1）白髓：散在分布于红髓内，染成深蓝色，由密集的淋巴组织构成，可分为两部分。①动脉周围淋巴鞘：呈长筒状淋巴组织，紧包在中央动脉周围。由于动脉走行方向不一，可见淋巴鞘的纵、横、斜断面，断面中央为中央动脉。②淋巴小结：位于淋巴鞘的一侧，常有生发中心，着色较浅。

2）红髓：分布于白髓之间，可分为两部分。①脾窦（即血窦）：走行迂曲，窦腔大小视血液充盈程度而异。窦壁邻接脾索，当窦腔空虚时较易辨认。②脾索：位于相邻的脾窦之间，呈分枝条索状，主要由网状组织构成，网眼中含有各种血细胞。

3）边缘区：位于白髓和红髓之间，组织较疏松，可见巨噬细胞。

（2）高倍镜观察：在低倍镜观察的基础上，换高倍接物镜重点观察脾之细微结构。

【实验报告】

1. 血管壁的一般结构是什么？

2. 比较中等动、静脉管壁的结构特点。

3. 结合淋巴结的功能，说出其组织结构。

4. 结合脾的功能，说出其组织结构。

5. 绘中等动、静脉 10×10 倍镜下结构图。

（李东禄）

实验三十一　蛙心搏动观察及心搏起源分析

【实验目的】

利用改变局部温度和结扎方法来观察蛙心起搏点和蛙心脏不同部位的自律性高低。

【实验原理】

哺乳动物心脏的特殊传导系统具有自动节律性，但各部分的自律性高低不同，以窦房结的自律性为最高，正常的心脏搏动每次都由窦心结发出，传到心房、心室引起收缩，所以窦房结被称为哺乳动物的心搏起点。两栖动物的心搏起点是静脉窦。

【实验对象】

蟾蜍或蛙。

【实验材料】

蛙类手术器械一套，蛙心夹，滴管，小离心管，任氏液。

【实验内容】

1. 蟾蜍一只，用探针破坏脑和脊髓后，将蟾蜍仰卧固定在蛙板上。用粗剪刀剪开胸骨表面皮肤并沿中线剪开胸骨，可见心脏被包在心包中。用眼科镊提起心包膜，并用眼科剪仔细剪开心包暴露出心脏。

2. 识别静脉窦、心房和心室。观察它们的跳动程序并计数它们在单位时间内的跳动次数。

3. 将盛有 35~40℃ 热水的小离心管（或用加热的探针柄或用小冰块）先后分别地接触心室、心房和静脉窦以改变它们的温度，并分别观察和记录心脏跳动次数有何变化？

4. 用镊子在主动脉干下穿一线备用，再用玻璃钩通过心脏后面将心尖翻向头端，暴露心脏背面，找到静脉窦和心房交界的半月形白线（窦房沟），然后将预先穿入的线沿着半月形白线作一结扎，以阻断静脉窦和心房之间的传导，此为斯氏第一结扎。观察心房的跳动是否停止？静脉窦是否仍照常在跳动？

5. 心室如已恢复跳动，则分别计数单位时间内静脉窦和心房、心室跳动频率，并观察它们的跳动是否一致。

6. 在此基础上在房室沟作另一结扎，阻断心房和心室之间的兴奋传导，此为斯氏第二结扎。观察心房和心室及静脉窦跳动情况，计数三者频率。

【注意事项】

1. 实验时要向蛙心滴加任氏液，以保证蛙心功能正常。

2. 如果斯氏第一结扎后房室迟迟不能恢复跳动，可做斯氏第二结扎加速其恢复。而每次结扎不宜扎得过紧过死，以刚能阻断兴奋传导为合适。

【分析与思考】

1. 静脉窦和心房交界的窦房沟处结扎后会出现什么现象，为什么？

2. 两次斯氏结扎的结果有何不同，原理何在？

3. 心脏不同部位（静脉窦、心室、心房）搏动频率大小次序如何？

（涂开峰）

实验三十二　期前收缩和代偿间期

【实验目的】

学习在体蟾蜍（或蛙）心跳曲线的记录方法，并通过对期前收缩和代偿间歇的观察，了解心肌兴奋性的变化规律及特点。

【实验原理】

在一次心动周期中，当心肌经历一次兴奋收缩后，其兴奋性将会出现一系列周期性的变化。心肌兴奋后其兴奋性的变化特点是有效不应期特别长，约相当于整个收缩期，甚至可延续到舒张早期。在此期中，任何刺激均不能使之产生动作电位并引起心肌的再次兴奋收缩。随后为相对不应期，在此期给予心肌以强刺激可使其产生动作电位，最后为超常期。后两期均发生在舒张期内，因此，如果在心室肌舒张期内，给予心室肌一次适当的阈上刺激，便可在正常节律性兴奋到达心室之前，引起一次扩布性兴奋和收缩，这次提前发生的兴奋收缩，称为期前收缩（premature systole）或过早搏动。而随后到达的正常的节律性兴奋，正好落在期前收缩的有效不应期内，因而不能引发心室的兴奋和收缩，此时，心室较长时间地停留在舒张状态，直至下一次正常的节律性兴奋到达时，才恢复原来的正常节律性收缩，这个在期前收缩后出现的持续时间较长的舒张间歇期，称为代偿间歇。在显示器上可观察到期前收缩和代偿间歇。

【实验对象】

蟾蜍。

【实验材料】

BL-420F 生物机能实验系统、张力换能器；蛙类手术器械一套、蛙心插管、蛙心夹、试管夹、双凹夹、万能支台、滴管、小烧杯、任氏液。

【实验内容】

1. 损毁蟾蜍脑和脊髓，将其仰卧位固定在蛙板上，用镊子提起胸骨后端腹部的皮肤，用粗剪刀剪一小口，然后由切口将剪刀伸入皮下，向左右两侧锁骨外侧方向剪开皮肤，并向头端掀开皮肤。用镊子提起胸骨后端腹肌，在腹肌上剪一小口，将手术剪伸入胸腔内，紧贴胸壁（以免损伤下面的心脏和血管），沿皮肤切口方向剪开肌肉，再用粗剪刀剪断左右锁骨，使创口呈一个倒三角形。用眼科镊提起心包膜，并用眼科剪将心包膜剪开，暴露心脏。用蛙心夹于心室舒张期夹住心尖,将系于蛙心夹的棉线与张力换能器连接,调节张力换能器高度,使连线与换能器平面保持垂直,松紧适中。将刺激电极固定,刺激电极与心室接触良好。

2. 打开计算机,启动 BL-420F 生物机能实验系统,选择"实验项目"菜单中的"循环实验",在"循环实验"的子菜单中选择"期前收缩与代偿间歇"实验模块。调节实验刺激参数。

3. 实验观察

(1) 调整走纸速度,以能分清曲线的收缩相和舒张相为宜。记录蛙心活动的对照曲线。

(2) 按刺激键,用中等强度的单个阈上刺激,在心室收缩期,观察能否引起期前收缩。

(3) 用中等强度的单个刺激,在心室舒张早期给予刺激,观察有无期前收缩产生。

(4) 用中等强度的单个刺激,在心室舒张的中后期给予刺激,观察有无期前收缩产生;若刺激产生了期前收缩,是否出现代偿间歇。

【注意事项】

1. 实验过程中,应经常用任氏液湿润心脏。

2. 安放在心室上的刺激电极应避免短路。

3. 心跳曲线的上升支应代表心室收缩,下降支代表心室舒张。如相反则应将换能器倒向。

4. 选择适当刺激强度时,可先用刺激电极刺激蟾蜍腹壁肌肉,以检查强度是否有效。

【分析与思考】

1. 对记录的曲线加注注释,分析或考虑产生期前收缩和代偿间歇的原因。

2. 心肌每发生一次兴奋后,其兴奋性的改变有何特点,其生理意义是什么?

3. 心率过速或过缓时,期前收缩是否会出现代偿间歇?

(涂开峰)

实验三十三　体液因素对蛙心搏动的影响

【实验目的】

学习离体蛙心灌流的方法,并观察钠、钾、钙三种离子及肾上腺素、乙酰胆碱等化学物质对心脏活动的影响。

【实验原理】

作为蛙心起搏点的静脉窦能按照一定节律自动产生兴奋。因此,只要将离体的动物心脏保持在适宜环境中,在一定时间内能产生节律性的收缩活动。另一方面,心脏的正常节律性活动需要一个稳定的理化环境,改变灌流液的理化性质,则可以引起心脏活动的改变。

【实验对象】

蟾蜍或蛙。

【实验材料】

BL-420F 生物机能实验系统、张力换能器;蛙类手术器械一套、蛙心插管、蛙心夹、试管夹、双凹夹、万能支台、滴管、小烧杯、任氏液、0.65%NaCl、2%CaCl$_2$、1%KCl、1:10 000 肾上腺素、1:10 000 乙酰胆碱。

【实验内容】

1. 离体蛙心标本的制备

(1) 取一蟾蜍破坏其脑和脊髓后,取仰卧位固定于蛙板上,从剑突下将胸部皮肤向上剪开,剪掉胸骨,暴露心脏,在两个主动脉干下穿两根细线,并将其中一根打一活结备用。以连有细线的蛙心夹在心舒期夹住心尖部。

(2) 提起连有蛙心夹的细线将心脏翻转,用主动脉干下未做活结的细线,在静脉窦的远端作一结扎。注意:切勿扎在静脉窦上。

（3）将心脏翻回原位置，用眼科剪在主动脉球上端剪一斜向的切口，将盛有少量任氏液的蛙心插管由切口插入动脉球，再将蛙心插管尖端转向蟾蜍的背侧及左下方，于心缩期插入心室内。插管如已进入心室，则见管中液面随着心搏而升降，此时即可将预置线的活结扎紧，并固定于插管壁的小钩上或横管上。

（4）将心脏连同静脉窦一起剪下，吸去管内的血液，并用任氏液反复冲洗心室内的余血，以防血液凝固而影响实验的进行。

2. 实验装置的准备　将蛙心插管用试管夹固定于支架上，蛙心夹的连线连接在张力换能器的弹簧片上。换能器的输出线与计算机的"输入"端相连。打开计算机，启动 BL-420F 生物机能实验系统，选择"实验项目"菜单中的"循环实验"，在"循环实验"的子菜单中选择"蛙心灌流"，开始实验。调节控制参数调节区的增益及扫描速度，以获得最佳效果。

3. 观察项目

（1）记录心脏收缩曲线，观察心率及收缩幅度，作为正常对照。

（2）吸去蛙心插管内的任氏液，换以等量 0.65%NaCl，观察并记录心跳的变化。

（3）以等量任氏液换洗，待心跳恢复正常后，加入 2% $CaCl_2$ 1~2 滴，记录并观察心跳的变化。

（4）以等量任氏液换洗，待心跳恢复正常后，加入 1% KCl 1~2 滴，记录并观察心跳的变化。

（5）以等量任氏液换洗，待心跳恢复正常后，加入 1∶10 000 肾上腺素 1~2 滴，记录并观察心跳的变化。

（6）以等量任氏液换洗，待心跳恢复正常后，加入 1∶10 000 乙酰胆碱 1~2 滴，记录并观察心跳的变化。

【注意事项】

1. 蛙心夹应一次就夹住心尖，不宜夹多次，以致损伤心脏。蛙心夹与换能器弹簧片的线应略呈一定的倾斜度，以防溶液滴入换能器。

2. 当各项实验效果明显后，应及时将插管内的溶液吸出，用任氏液反复冲洗数次待心跳恢复正常后，再进行下一项实验。

3. 各种溶液的吸管应分开，不要混用。

4. 蛙心插管内灌流液的液面高度应合适，一般以 1~2cm 为宜。在各项实验中，液面高度应始终保持一致。

5. 每进行一项实验时，先记录一段正常对照曲线，然后再加入待试液，观察并记录。

【分析与思考】

1. 比较 0.65%NaCl 溶液灌流、滴加 1%KCl 和 1∶10 000 乙酰胆碱后心脏的静止张力、发展张力和心率变化异同点及各自变化的机制。

2. 比较滴加 2%$CaCl_2$ 和 1∶10 000 肾上腺素后心脏的静止张力、发展张力和心率变化异同点及各自变化的机制。

（涂开峰）

实验三十四　心音听诊血压测量

一、人体心音听诊

【实验目的】

学会心音听诊方法及听诊器的主要结构和使用方法；熟悉心瓣膜听诊区部位；初步学会分辨第一心音及第二心音。

【实验原理】

心音是瓣膜关闭及心肌收缩引起的振动所产生的声音。将听诊器置于受试者心前区的胸壁上,直接听取心音。在每一个心动周期中一般都可听到两个心音,即第一心音和第二心音。

【实验对象】

人。

【实验材料】

听诊器。

【实验内容】

1. 确定听诊部位　受检者坐在检查者对面,解开上衣。仔细观察(或用手触诊)受检者心尖搏动的位置与范围。找准心音听诊部位(图8-1)。

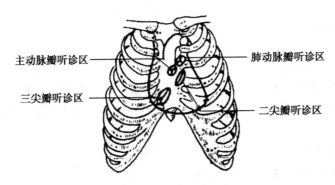

主动脉瓣听诊区　　肺动脉瓣听诊区

三尖瓣听诊区　　二尖瓣听诊区

图8-1　心音听诊部位示意图

二尖瓣听诊区:左锁骨中线第五肋间稍内侧(心尖部)。

三尖瓣听诊区:胸骨右缘第四肋间或剑突下。

主动脉瓣听诊区:胸骨右缘第二肋间;主动脉瓣第二听诊区在胸骨左缘第三肋间。

肺动脉瓣听诊区:胸骨左缘第二肋间。

2. 听心音

(1) 检查者戴好听诊器,以右手的拇指和中指轻持听诊器头(胸件),按图8-1所示顺序听诊。通常是二尖瓣区→主动脉瓣区→肺动脉瓣区→三尖瓣区。注意根据第一、二心音特征,仔细加以区分第一心音和第二心音以及不同听诊区两心音的声音强弱。

(2) 如果第一、二心音难以分辨,可用左手触诊心尖搏动或颈动脉脉搏,当触及手指时所听见的心音即为第一心音。

【注意事项】

1. 听诊时室内保持安静;听诊器的橡皮管不得相互接触、打结或与其他物体接触,以免发生摩擦音,影响听诊。

2. 如果呼吸音影响心音听诊,可令受检者暂时屏气。

【分析与思考】

1. 讨论如何区分第1心音和第2心音,听心音有何临床意义?

2. 第1心音和第2心音是如何产生的?

二、人体动脉血压的测量

【实验目的】

1. 学习间接测量人体动脉血压的方法;

2. 能正确使用血压计测量出人体肱动脉的收缩压与舒张压。

【实验原理】

人体动脉血压最常用的方法是间接测量上臂肱动脉的血压,即用血压计的袖带在肱动脉外加压,根据血管音的变化来测量血压。通常血液在血管内连续流动时没有声音。当将空气打入缠绕于上臂的袖带内,使其压力超过收缩压时,便可完全阻断肱动脉内的血流,此时,用听诊器在其远端听不见声音;如缓慢放气以逐渐降低袖带内压力,当外加压力稍低于肱动脉收缩压而高于舒张压时,血液可断续流过被压血管,形成涡流而发出声音,所听见的第一声作为收缩压值;继续放气,当袖带内压力刚低于舒张压时,血管内的血流由断续变为连续,声音突然由强变弱或消失,此时的外加压力作为舒张压值。

【实验对象】

人。

【实验材料】

血压计、听诊器。

【实验内容】

1. 熟悉血压计的结构　血压计由检压计、袖带和气球三部分组成。检压计是一根标有刻度的玻璃管,上端与大气相通,下端与水银槽相通。袖带是长方形橡皮袋,外包一布袋,借助两根橡皮管分别与检压计的水银槽及气球相连。气球是一个带有螺丝帽的球状橡皮囊,供充气和放气用。

2. 测量动脉血压前的准备

(1) 受检者脱去一臂衣袖,静坐 5 分钟。

(2) 松开血压计橡皮球的螺丝帽,驱尽袖带内的气体后再旋紧螺丝帽。

(3) 受检者前臂平放在桌上,掌心向上,使前臂与心处于同一水平。用袖带缠绕上臂,其下缘应在肘关节上 2~3cm 为宜。

(4) 在肘窝内侧摸到肱动脉脉搏后,用左手持听诊器的胸件放置在上面。将血压计与水银槽之间的旋钮旋至开的位置。

3. 测量收缩压和舒张压(图 8-2)

(1) 测量收缩压:用气球将空气打入袖带内,使血压计上的水银柱一般上升到 21.3kPa(160mmHg)左右,或使水银柱上升到听诊器听不见血管音后再继续打气,使水银柱再上升 2.7kPa(20mmHg)为止,随即松开螺丝帽(不可松开过多),徐徐放气,逐渐降低袖带内压力,使水银柱缓慢下降,同时仔细听诊,当听见崩崩样第一声动脉音时,血压计上所示水银柱刻度,即为收缩压。

(2) 测量舒张压:继续缓慢放气,这时"崩"样声音先由低而高,然后由高突然变低,随后则完全消失。在声音由强突然变弱或消失这一瞬间,血压计上水银柱的刻度即代表舒张压。

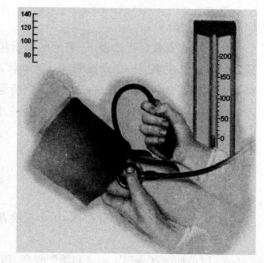

图 8-2　人体动脉血压的测量

将实验结果作如下记录:

被测者姓名:_____,性别:_____,年龄:_____(岁),动脉血压值:_____收缩压 / 舒张压 kPa(mmHg)。

【注意事项】

1. 必须保持安静,以利听诊。

2. 受试者上臂必须与心脏处于同一水平。

3. 袖带应平整地缠绕在上臂中部，松紧合适；听诊器胸件放在肱动脉搏动处也要松紧适宜。

4. 血压通常连测 2~3 次，以平均数值为准。重复测量时压力必须降到零后再打气。

5. 血压超出正常范围时，应让被试者休息 10 分钟后复测。

【分析与思考】

根据全组或全班同学安静时的血压值，按性别和年龄段进行统计分析。

（涂开峰）

实验三十五　人体心电图描记

【实验目的】

了解心电图的描记方法，辨认正常心电图各波形及其代表意义。

【实验原理】

在每个心动周期中，由窦房结产生的兴奋，依次传向心房和心室，这种兴奋所伴随的生物电变化可通过周围组织传到全身，全身体各部位在每一心动周期中都发生有规律的电变化。如果在体表用引导电极把身体一定部位的电位变化记录下来，所得到的图形即称为心电图，通过心电图描记，临床可对心脏功能作出分析和判断。

【实验对象】

人。

【实验材料】

心电图机、量规、酒精棉球。

【实验内容】

1. 准备

（1）让受试者安静，舒适地平卧在检查床上，肌肉放松。

（2）接好心电图机的电源线、地线和导联线，灵敏度调节开关置于"1"，走纸变速开关置于"25"，"记录、观察、准备"开关置于"准备"，导联选择开关置于"0"，开启电源开关，预热 5 分钟，调节基线移位调节器，使描笔位于中间。

（3）将"记录、观察"开关置于"观察"位，重复按定标按钮，1mV 标准电压，应使描笔振幅为 10mm。再将开关按至"记录"重复按定标按钮，在心电图纸上描记标准信号，调节热笔温度调节器（顺时针转向温度升高），使热笔描出线条浓淡适中。若标准信号幅值有差异，可微调增益细调电位器。然后将"记录、观察、准备"开关拨置"准备"位。

（4）在前臂屈侧腕关节上方及内踝上方安放引导电极（胸前用吸附电极）。安放电极前，先用酒精棉球将电极部位的皮肤擦净。

（5）按色接好导联线：红色——右手（RA），黄色——左手（LA），绿色或蓝色——左足（LL），黑色——右足（RL），白色——胸前（CH）。

2. 描记　将"导联选择"开关拨至某一导联。稍等片刻，将"记录、观察、准备"开关拨向"观察"位。待描笔稳定后，即可拨至"记录"位，记下该导联的心电波形。以后每次变换导联或更换胸电极的位置，匀按照上述步骤重复一次。

3. 分析

（1）辨认 P 波、QRS 波群、T 波、P-R 间期、S-T 段及 Q-T 间期。

（2）测量 Ⅱ 导联上述各波段时程，心电图的纸速采用 25mm/s，即心电图纸上横坐标每一小格（1mm）代表 0.04 秒。

（3）测量 Ⅱ 导联各波的振幅。心电图纸上纵坐标每一小格代表 0.1mV。凡向上的波形，其波幅应从基线的上缘测量至波峰的顶点。

（4）检测心率：心率=60÷（P-P 或 R-R 间期）次／分。

（5）心律分析：根据 P 波决定基本心律，判定心律是否规则，有无期前收缩或异位节律，有否窦性心律不齐。

【注意事项】

1. 描记心电前，必须"定标"，一般 1mV 标准电位时描笔上下移动 10mm 距离，1mm 表示 0.1mV 电压；若心电波形幅值太大，可调"定标"，使 1mm 表示 0.2mV。

2. 正常心电图者，每个导联一般只描记 3~4 次心动的心电图即可。

3. 每次换导联时，必须停笔，使记录处于停止状态。

4. 地线接地良好，导联线与电极板之间、电极板与皮肤之间接触良好，导联线不能断线或接触不良，确保描记的心电图波形无杂波干扰。

5. 安慰受试者，精神应安宁，肌肉要松弛。冬季要保温，严禁在寒冷状态下描记。

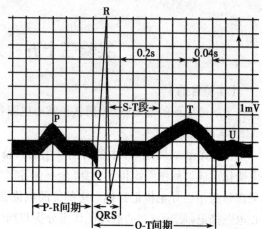

图 8-3　人心电模式图

【分析与思考】

1. P 波、QRS 波群、T 波分别代表什么过程？

2. 什么是窦性心律？

（涂开峰）

实验三十六　动脉血压的调节

【实验目的】

学习哺乳类动物动脉血压的直接描记方法，观察整体情况下一些神经体液因素对动脉血压的影响，从而加深对动脉血压调节的理解。

【实验原理】

心脏和血管受神经、体液和自身调节机制的影响。神经调节是指中枢神经系统通过反射调节心血管的活动。各种内外感受器的传入信息进入心血管中枢后，经过中枢的整合处理，改变了交感与副交感传出神经的紧张性活动，进而改变心排血量和外周阻力，使动脉血压得以调节。支配心脏的交感神经兴奋时，末梢释放去甲肾上腺素，激活心肌膜上的 β 受体，使心率加快，心肌收缩力加强，心内兴奋传导加速，从而使心排血量增加；支配心脏的迷走神经兴奋时末梢释放乙酰胆碱，激活心肌膜上的 M 受体，引起心率减慢，心房肌收缩力减弱，房室间传导速度减慢，从而使心排血量减少。支配血管的植物性神经主要是交感缩血管神经，它兴奋时末梢释放去甲肾上腺素主要与血管平滑肌细胞膜上的 α 受体结合，使平滑肌收缩，血管口径变小，外周阻力增大，血压升高。

心血管活动还受到许多体液因素的影响。肾上腺素和去甲肾上腺素是其中两种主要的调节因素，肾上腺素对 α 与 β 受体都有激动作用，可使心跳加快加强，心排血量增加；它对血管的影响要看所作用的血管壁上哪一类受体占优势，一般来说，在整体情况下，小剂量肾上腺素主要引起体内血液重分配，对总外围阻力影响不大，但大剂量肾上腺素亦可使外围阻力明显升高。去甲肾上腺素主要激活 α 受体，所以其作用主要是引起外围血管的广泛收缩，通过增加外围阻力而使动脉血压升高,对心脏的直接作用较小,而且外源给予时,常因明显的升压作用而引起反射性心率减慢。

【实验对象】

家兔。

【实验材料】

BL-420F 生物机能实验系统、计算机、打印机、兔手术台、婴儿秤、哺乳动物手术器械 1 套、动脉插管、压力换能器、动脉夹、双凹夹、铁支架、刺激电极、注射器、丝线、20% 氨基甲酸乙酯、肝素、1∶10 000 肾上腺素、1∶10 000 去甲肾上腺素。

【实验内容】

1. 称重、麻醉与固定　取一只健康家兔,称量体重,用 20% 氨基甲酸乙酯(5.0ml/kg)耳缘静脉缓慢注射。注射过程中需注意检查肌肉的紧张性、角膜反射和皮肤夹捏反应。这些活动明显减弱时,即可停止注射麻醉药。麻醉后,背位固定于兔手术台,颈部备皮。

2. 颈部手术

(1) 切皮:颈部腹面正中剪毛后,自甲状软骨起正中线纵行切开皮肤 5-6cm 长,并切开浅筋膜,露出颈部肌肉。

(2) 找出颈动脉鞘:于右侧胸锁乳突肌,胸骨舌骨肌之间,用止血钳向深部分开两侧肌肉,即可看到颈动脉鞘。

(3) 剥离颈动脉,迷走神经,交感神经及减压神经:用玻璃钩或无钩小镊子,轻轻划开右侧颈动脉鞘约 2~2.5cm 长,此时注意不要划断血管分支,其神经,血管的排列情况:内侧为颈总动脉,外侧粗的为迷走神经,交感神经粗细居中,减压神经最细且常与交感神经紧贴在一起。一般先分离减压神经,然后再分离迷走神经、颈总动脉,分离 2cm 左右,各穿过两条湿润的细线,以便切断或刺激时用。用同样的方法找出左侧颈总动脉,分离 2~3cm 长,并在动脉下方穿过两条湿润的线,以备插套管时结扎用。

3. 插动脉套管　用注射器向与压力换能器相连的细塑料管中注满 0.5% 肝素。结扎左侧颈总动脉的远心端,用动脉夹夹住其近心端(结扎处与动脉夹夹住部位之间的动脉长度尽可能长一些),用眼科剪刀在靠远心端结扎处的动脉上剪一斜切口,经此切口把动脉插管插向近心端,然后用备用线固定此动脉插管;慢慢放开动脉夹,如有出血,将线再扎得紧些。此时注意:①保持插管与动脉方向一致,以免插管穿破血管造成大出血;②换能器应与心脏同一水平。

4. 将电脑开机进入 WinXP 操作系统,启动 BL-420F 生物机能实验系统,选择"实验项目"菜单中的"循环实验",在"循环实验"的子菜单中选择"兔动脉血压调节"实验模块,打开动脉夹,观察记录血压波动曲线。调节增益、速度,使血压曲线幅值适当,此为正常血压曲线。

5. 观察项目

(1) 记录正常血压曲线:待血压平稳后,点击"开始记录"进入记录状态。

(2) 夹闭颈总动脉:将备好的另一侧颈总动脉提起并用动脉夹夹闭,在夹闭的同时记录血压曲线。约 15 秒钟后,放开动脉夹。

(3) 刺激减压神经:①刺激完整的减压神经,将神经干置刺激电极上记录。②刺激剪断后的减压神经中枢端;③刺激剪断后的减压神经外周端。注意标上相应标记。

(4) 刺激迷走神经外周端:结扎迷走神经近头处,并至结扎点的上方剪断迷走神经,将连线提起,把迷走神经外端,向心端,置于刺激电极上记录。

(5) 注射去甲肾上腺素:抽取 1∶10 000 的去甲肾上腺素 0.3ml,选取耳缘静脉的适当部位准备注射,同时观察血压变化。

(6) 注射肾上腺素:同理,由耳缘静脉注射 1∶10 000 的肾上腺素 0.3ml,观察血压变化。

【注意事项】

1. 麻醉注射要缓慢。

2. 每项实验后，应待血压基本恢复并稳定后再进行下一项。

3. 实验结束后，必须先结扎颈总动脉近心端，再拆除动脉套管。

【分析与思考】

1. 阻断一侧颈总动脉，血压有何变化，为什么？

2. 刺激完整的减压神经及其中枢端均可引起血压下降，而刺激该神经外周端血压基本不变，为什么？

3. 刺激迷走神经外周端引起血压变化的机制如何？

4. 静脉注射肾上腺素，或去甲肾上腺素引起血压变化的机制如何？

（涂开峰）

第九章

泌尿系统

实验三十七　泌尿系统大体

【实验目的】

1. 观察肾的形态、位置和肾的被膜，辨认肾的剖面结构。
2. 观察输尿管起始、行程、分部和三个狭窄的部位。
3. 观察膀胱的位置、形态，辨认膀胱的结构。
4. 观察女性尿道的走行、尿道外口的开口部位，总结女性尿道的特点。

【实验材料】

1. 泌尿系统的标本、模型和挂图。
2. 肾被膜的标本、挂图。
3. 女性尿道的标本、模型和挂图。

【参考教材】

《人体形态与机能》第九章泌尿系统第一节泌尿系统的形态结构。

【实验内容和方法】

1. **肾**　在整体标本腹后壁辨认肾的位置、毗邻、肾的被膜；在离体肾标本上观察肾的形态、肾的被膜；结合肾的冠状切面标本、模型和挂图观察肾的皮质、髓质、肾椎体、肾乳头、肾大盏、肾小盏、肾盂等结构。

（1）位置和毗邻：肾位于腹后壁，脊柱两侧，紧贴腹后壁，为腹膜外位器官。左肾上端平第11胸椎下缘，下端平第2腰椎下缘，第12肋斜过左肾中部的后方；右肾由于受肝脏的影响，位置比左肾约低1~2cm，因此第12肋斜过右肾上部的后方。肾门约平第一腰椎的平面，距正中线约5cm。观察出入肾门的肾动脉、肾静脉、肾盂、神经及淋巴管等结构。出入肾门的结构被结缔组织包绕，称肾蒂。肾门在腹后壁的体表投影，一般在竖脊肌外侧缘与第十二肋所形成的夹角内，临床上称肾区。左肾前面与胃、胰、空肠、脾、结肠左曲相邻，右肾的前面与十二指肠、肝右叶和结肠右曲相邻，肾的上端邻肾上腺。

（2）外形：肾是成对的实质性器官，形似蚕豆，活体呈红褐色，质地柔软，表面光滑。肾分上、下两端，前、后两面，内、外侧两缘。肾的上端宽而薄，下端窄而厚。外侧缘凸隆，内侧缘中部凹陷，为肾门。

（3）被膜：肾的被膜由内向外依次为纤维囊，脂肪囊和肾筋膜。

（4）肾内部结构：肾实质分为边缘的肾皮质及深部的肾髓质两部。肾皮质位于肾实质的浅层，新鲜时呈红褐色。肾皮质深入肾髓质内的部分，称肾柱。肾髓质位于深部，色淡红。髓质由15~20个肾锥体构成。肾锥体的基底朝向皮质；尖端圆钝呈乳头状，朝向肾窦，称肾乳头，2~3个肾锥体合成一个肾乳头，肾乳头顶端有10~30个乳头孔，肾形成的尿液由乳头孔流入肾小盏内。肾小盏呈漏斗状，有7~8个，包绕肾乳头。相邻的2~3个肾小盏合成1个肾大盏。每侧肾内有2~3个肾大盏，汇合形成肾盂。肾盂呈前后扁平的漏斗状，出肾门后向下弯曲变细，移行为输尿管。

2. 输尿管 在整体标本和模型上观察输尿管起止、行程、分部和三个狭窄。输尿管左、右各一，为细长的肌性管道，全长 20~30cm。起自肾盂，终于膀胱。输尿管分为三部分①腹段：输尿管腹部起自肾盂下端，经腰大肌前面下行，在小骨盆入口处，左侧输尿管跨过髂总动脉末端的前方，右侧跨过髂外动脉起始部的前方进入盆腔；②盆段：从小骨盆入口至膀胱底外上角，沿盆侧壁向后下行，在坐骨棘水平向前入膀胱底外上方；③壁内段：自膀胱底外上向内下斜穿膀胱壁，开口于膀胱，长约 1.5cm。输尿管的三个狭窄：①肾盂与输尿管移行处（输尿管起始处）；②与髂血管交叉处（经过小骨盆上口处）；③输尿管穿透膀胱壁处。

3. 膀胱 在整体标本、离体膀胱标本和盆腔矢状切面模型上观察。

（1）形态：膀胱空虚时呈锥体形。充盈时，呈卵圆形。可分为尖、底、体、颈四部分，之间无明显界限。其尖朝向前上方，称膀胱尖；底朝向后下方，称膀胱底；尖与底之间的部分称膀胱体；膀胱的最下部称膀胱颈，颈的下端有尿道内口，连接尿道。

（2）位置和毗邻：成人膀胱位于小骨盆的前部，耻骨联合后方空虚时，膀胱尖不超过耻骨联合上缘；尿液充盈时，膀胱尖则高出耻骨联合上缘。膀胱为腹膜间位器官。空虚时位于盆腔内，其前方一般仅达耻骨联合的上缘，后方在男性有精囊腺、输精管壶腹和直肠，在女性有子宫和阴道；在下方，男性邻前列腺，女性与尿生殖膈邻接。当膀胱充盈时，膀胱上面的腹膜也随之上移。

（3）内腔：在离体膀胱标本（切开）、模型上观察。在膀胱底的内面有一个三角形的区域，位于两输尿管口与尿道内口之间，称膀胱三角。膀胱三角的黏膜与肌层紧密相贴，无论膀胱处于空虚还是充盈时，黏膜均保持平滑状态，不形成皱襞。两输尿管口之间的横行皱襞，称输尿管间襞，呈苍白色。输尿管间襞是膀胱镜检查时寻找输尿管口的标志。

4. 尿道 在模型、挂图和整体标本上观察。女尿道短、直、宽，长约 3~5cm，直径约 0.8cm，上端起自尿道内口，下端开口于阴道前庭，该口称为尿道外口，位于阴道口的前方，距阴蒂约 2.5cm。

【实验报告】
1. 试述泌尿系统的组成和功能。
2. 结合标本和模型描述肾的形态、位置、冠状切面的结构。
3. 肾形成的尿液由肾乳头依次经何途径排出体外？
4. 膀胱的位置与毗邻关系如何？膀胱的毗邻结构在男女性有什么不同？
5. 试述膀胱三角的位置和临床意义。
6. 耻骨弓上膀胱穿刺导尿术的解剖学基础是什么？
7. 输尿管分哪几部分？肾结石患者结石易嵌顿在哪些位置，为什么？
8. 试述女性尿道的特点、开口部位与毗邻关系及临床意义。

（秦 迎）

实验三十八 影响尿生成的因素

【实验目的】
1. 学会膀胱插管或输尿管插管引流尿液的方法；
2. 观察神经、体液因素对尿生成的影响，通过分析其作用机制，加深对尿生成过程及其调节机制的理解。

【实验原理】

血液流经肾时，经过三个基本步骤：肾小球的滤过、肾小管和集合管的重吸收以及肾小管和集合管的分泌形成尿液。任何影响上述过程的因素，都可影响尿的生成，进而引起尿量和尿液成分的改变。

【实验对象】

家兔。

【实验材料】

哺乳动物手术器械一套，兔手术台，棉线若干，气管插管，膀胱插管或细输尿管插管，记滴器，压力换能器，注射器及针头，BL-420F 生物信号采集处理系统，婴儿秤，酒精灯，试管，试管夹，20% 氨基甲酸乙酯，生理盐水，1∶10 000 的去甲肾上腺素，20% 葡萄糖，呋塞米，垂体后叶素，班氏糖定性试剂。

【实验内容】

1. 麻醉与固定　20% 氨基甲酸乙酯按 5ml/kg 耳缘静脉缓慢注射。待家兔麻醉后，将其仰卧位固定于兔手术台上，剪去颈部和下腹部的毛。

2. 手术

（1）颈部手术：沿家兔颈部正中切开皮肤 5~7cm，切开皮下组织，钝性分离肌肉，暴露气管并行气管插管。用玻璃分针分离出右侧迷走神经和左侧颈总动脉，并穿线备用。将充满肝素盐水溶液的动脉插管插入左侧颈总动脉内，插管另一端连接压力换能器，描记血压。

（2）腹部手术：自耻骨联合起向上切开下腹部正中皮肤 4~5cm，沿腹白线打开腹腔，找到膀胱并将其向下翻出至腹外，暴露膀胱三角，仔细辨认输尿管解剖部位，结扎膀胱颈部。

1）输尿管插管：钝性分离双侧输尿管，并将近膀胱端用线结扎。把分离好的双侧输尿管依次置左手示指上，右手用眼科剪于结扎线上方不远处仔细剪开输尿管壁，将充满生理盐水的细输尿管插管向肾脏方向小心顺势插入，用线结扎固定，插管另一端连接记滴器。

2）膀胱插管：在膀胱顶部选择血管较少处，行荷包缝合，荷包中央剪口，插入膀胱插管，收紧并结扎荷包缝合线，插管另一端连接记滴器。

（3）手术完毕，封闭腹腔，覆盖温热纱布，手术灯照烤，保持家兔体温。

3. 观察

（1）启动生物信号采集处理系统，选择"实验项目"菜单中的"泌尿实验"，在"泌尿实验"的子菜单中选择"影响尿生成的因素"实验模块，描记正常血压曲线和记录尿液滴数（滴/分）。

（2）耳缘静脉快速注射 37℃生理盐水 20ml，观察血压和尿量的变化。

（3）耳缘静脉注射 1∶10 000 的去甲肾上腺素 0.5ml，观察血压和尿量的变化。

（4）取尿液 2 滴，用班氏糖定性试剂进行尿糖定性试验。然后耳缘静脉注射 20% 的葡萄糖溶液 5ml，观察血压和尿量的变化。待尿量明显增多时，再取尿液 2 滴做尿糖定性试验。

（5）结扎并剪断颈部右侧迷走神经，用保护电极以中等强度电刺激反复刺激其外周端20~30 秒，使血压降至 50mmHg 左右，观察尿量的变化。

（6）耳缘静脉注射呋塞米 5mg/kg，观察血压和尿量的变化。

（7）耳缘静脉注射垂体后叶素 2U，观察血压和尿量的变化。

4. 将实验用完的家兔耳缘静脉注射空气针处死后弃之。

【注意事项】

1. 实验前给家兔多喂水和蔬菜，以增加基础尿量。

2. 麻醉速度不能太快，否则容易引起动物因呼吸抑制而死亡。

3. 实验中需多次进行静脉给药，应注意保护耳缘静脉，注射部位应从耳尖开始，逐步移向耳根。

4. 手术操作仔细轻柔,腹部手术刀口不能太大,否则易引起血压下降而导致无尿。

5. 输尿管插管动作要轻柔,避免出血而堵塞插管口。

6. 各项实验必须等血压和尿量恢复稳定后,才能继续进行。

7. 尿糖定性试验方法:在试管内盛 1ml 班氏试剂,加入尿液 2 滴,在酒精灯上加热至煮沸。冷却后观察试剂和沉淀的颜色,如试剂由蓝绿变黄或砖红色则表示尿糖试验阳性。

【分析与思考】

1. 根据实验结果,逐项分析各因素对尿量影响的作用机制。

2. 试比较两种导尿法的优、缺点。

（宋鸣子）

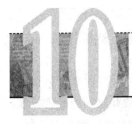

第十章

内分泌系统

实验三十九　内分泌器官组织结构

【实验目的】

1. 观察腺垂体内细胞的形态。

2. 观察肾上腺皮质、髓质的微细结构。

3. 观察甲状腺及甲状旁腺的微细结构。

【实验材料】

1. 垂体切片

2. 肾上腺切片

3. 甲状腺及甲状旁腺切片

【参考教材】

《人体形态与机能》第十章内分泌系统。

【实验内容】

1. 垂体（曼氏染色）

（1）肉眼观察：致密、色深、面积大的是远侧部。疏松、色浅的是神经部，中间部肉眼不易分辨。

（2）低倍镜观察：器官外包有结缔组织被膜。远侧部细胞密集成团或索，彼此连接成网，网眼内有充满血细胞的血窦。中间部狭长，可见数个大小不等的滤泡，滤泡中有胶质，神经部染色较浅，细胞成分较少，主要成分是神经纤维。

（3）高倍镜观察

1）远侧部：主要有三种腺细胞。嗜酸性细胞约占细胞总数的 40%，细胞圆形或卵圆形，胞质嗜酸性、细胞界限清楚、核圆。嗜碱性细胞约占细胞总数的 10%，细胞圆形或卵圆形，胞质嗜碱性，细胞界限清楚，核圆。嫌色细胞约占细胞总数的 50%，细胞体积小，圆形或多边形，分散或三五成群，细胞界限有时分辨不清，胞质着色浅或不着色，核圆。远侧部细胞间有丰富的血窦，血窦切面形态多样，窦内可见丰富的血细胞。

2）中间部：内有嫌色细胞、嗜碱性细胞和少量大小不等的滤泡，滤泡壁为单层扁平或立方上皮，腔内含有胶质，胶质均匀一致。

3）神经部：主要由无髓神经纤维及胶质细胞（垂体细胞）构成，垂体细胞核圆或椭圆，具有突起，但不清晰（特殊染色可见细胞质中含有棕黄色色素颗粒）。赫令氏体为均质状的粉红色团块，不易看到，此处还有血窦及少量的结缔组织。

2. **肾上腺**（HE 染色）

（1）肉眼观察：器官周边的结构为皮质，中央为髓质。

（2）低倍镜观察：外有结缔组织被膜。皮质自外向内依次分为：球状带、束状带、网状带。球状带细胞聚集成团块状，染色深，此层最薄；束状带细胞排列成索条状，染色浅，此层最厚；网状带细胞嗜酸性。皮质深层染成棕黄色的是髓质。髓质中有小静脉及管腔不整齐、管壁富有纵行平滑肌束的中央静脉。网状带与束状带以及髓质的交界均不整齐。

（3）高倍镜观察：球状带细胞排列成圆形或椭圆形的细胞团，胞质嗜酸性，胞核染色很深；束状带为平行排列的细胞索，胞质内有大量类脂质，已被溶解呈空泡状，故此层细胞着色较浅，索与索之间有少量结缔组织和血窦；网状带细胞索分支吻合成网，胞质嗜酸性，胞质中类脂质减少。髓质主要由嗜铬细胞构成；交感神经节细胞为数很少，多数标本不易找到。

3. 甲状腺及甲状旁腺（HE 染色）

（1）肉眼观察：大部分红色的组织是甲状腺，在其一侧有一小块紫蓝色的组织是甲状旁腺。

（2）低倍镜观察：甲状腺外有薄层结缔组织被膜，腺实质内主要的结构是甲状腺滤泡，滤泡大小不等，腔内含有红色均质的胶质，胶质的边缘可见空泡。

甲状旁腺染色深，细胞排列成索，主要是主细胞，索之间有血管。

（3）高倍镜观察：甲状腺滤泡壁为单层上皮，上皮细胞有扁平形、立方形或矮柱状（多为立方形）。滤泡旁细胞可见，滤泡旁细胞存在于滤泡与滤泡之间或滤泡上皮细胞之间，单个或三五成群，细胞较大，呈圆形或椭圆形，核也比滤泡上皮细胞的核大，胞质着色较淡，又称亮细胞。

甲状旁腺中，主细胞数量多，核染色深，胞体小，染色浅；嗜酸性细胞，胞体大，胞质嗜酸性，核大色浅，在动物几乎缺如。

【实验报告】

1. 内分泌腺有哪些特点？
2. 低倍镜下，垂体切面中如何区别远侧部、中间部和神经部？
3. 肾上腺皮质内各种腺细胞有何功能？
4. 甲状腺滤泡腔中的胶质是怎样形成的？
5. 甲状腺滤泡壁上皮的形态与其功能的关系？
6. 说出垂体的分部和功能。

（穆庆梅）

实验四十　胰岛素的降糖作用、胰岛素过量反应及其解救

【实验目的】

通过观察过量胰岛素对动物引起的低血糖反应，理解胰岛素的生理作用，分析其作用机制，并掌握低血糖反应的解救方法。

【实验原理】

胰岛素是促进合成代谢和调节血糖浓度的重要激素。胰岛素一方面促进全身组织对葡萄糖的摄取和利用，加速葡萄糖合成为肝糖原，并促进葡萄糖转变为脂肪酸，即增加血糖的去路；另一方面抑制糖原分解和糖异生，即减少血糖的来源。胰岛素是机体唯一降低血糖水平的激素，给动物注射大量胰岛素后，引起血糖突然降低，严重时可导致动物出现惊厥、肌肉抽搐、休克等低血糖现象。如果及时给动物补充葡萄糖，可使动物的低血糖反应消失。

【实验对象】

小白鼠。

【实验材料】

胰岛素溶液（2U/ml）、50% 葡萄糖溶液、酸性生理盐水、1ml 注射器、鼠笼、计时器。

【实验内容】

1. 取禁食 24 小时的小白鼠，标记后称重。分为实验组（甲组）和对照组（乙组），每组各 2

只。观察并记录小白鼠的正常活动。

2. 给甲组小白鼠腹腔注射胰岛素溶液（0.01ml/g 体重）。

3. 给乙组小白鼠腹腔注射等量酸性生理盐水。

4. 观察并比较两组动物的姿势及活动。

当小白鼠出现惊厥、抽搐等反应时，记录发生时间，并将其中一只迅速取出，立即皮下注射 50% 葡萄糖溶液（0.01ml/g 体重），观察反应是否消失，另一小白鼠则不注射葡萄糖，观察低血糖休克时的表现。

【注意事项】

1. 在配制、稀释胰岛素溶液时，应使用 pH 2.5~3.5 的酸性生理盐水，因为胰岛素只有在酸性环境中才有效应。

2. 腹腔注射时一般选取小白鼠左下腹，以免针头刺破肝脏。

3. 将实验用完的小白鼠拉断颈椎处死后弃之。

【分析与思考】

1. 正常机体内胰岛素是如何调节血糖水平的？

2. 机体中有哪些激素参与血糖的调节？

（刘艳荣）

第十一章

生 殖 系 统

实验四十一　生殖系统大体

【实验目的】

1. 观察睾丸的形态位置，辨认睾丸的剖面结构。

2. 观察附睾形态位置，辨认附睾头、附睾体和附睾尾。

3. 观察输精管的走行、精索的形态特征；辨认输精管的分部和精索的结构。

4. 观察前列腺、精囊腺，尿道球腺，描述前列腺的形状、位置。

5. 观察阴囊的形状、颜色及位置；观察阴茎的位置形态，辨认阴茎海绵体。

6. 观察男性尿道起始、行程和分部，辨认男性尿道的狭窄和弯曲。

7. 观察卵巢的位置和形态；观察输卵管的形态和分部，辨认输卵管的结扎部位和受精部位。

8. 观察子宫的位置、形态；辨认子宫的分部；指认子宫的固定装置。

9. 观察阴道的形态、位置；指认阴道后穹的位置及毗邻关系；观察女性外生殖器（即女阴）。

10. 观察女性乳房的位置、形态，辨认乳腺叶、输乳管和乳房悬韧带。

【实验材料】

1. 男性盆部矢状切面的标本、模型。

2. 睾丸、附睾及输精管的标本和模型。

3. 膀胱、前列腺、精囊和输精管壶腹的标本和模型。

4. 阴囊和阴茎的标本和模型。

5. 女性盆腔的标本，女性盆部矢状切面的标本、模型。

6. 女性内生殖器、外生殖器的标本和模型。

7. 乳房的标本和模型。

8. 生殖系统挂图。

【参考教材】

《人体形态与机能》第十一章生殖系统。

【实验内容和方法】

1. 男性生殖系统

（1）睾丸和附睾：在睾丸和附睾的标本和模型上观察。睾丸位于阴囊内，左右各一，扁椭圆形，表面光滑，呈白色。依次辨认上、下两端，内、外两面，前、后两缘。在睾丸的后缘处，见附睾呈新月形，紧贴于睾丸的上端和后缘。由上到下辨认附睾的头、体、尾三部，尾部急转向上，弯曲移行于输精管。

观察睾丸纵切面标本并依次辨认：①白膜；②睾丸纵隔；③睾丸小隔；④睾丸小叶。

（2）输精管和精索：在暴露输精管和精索全程的盆腔矢状切面标本和模型上辨认输精管的行程，区分其睾丸部、精索部、腹股沟部和盆部等四部分，观察各部分所在的位置及区分标志。观察其盆部末端膨大形成的输精管壶腹。

精索由腹股沟管腹环开始,经腹股沟管,出皮下环,终于睾丸上端的柔软圆索状结构。在教师指导下,切开被膜,观察精索内的重要结构(输精管、睾丸动脉、蔓状静脉丛、神经丛、淋巴、腹膜鞘突的残余等)。

(3)附属腺体:利用游离男性生殖器标本并结合模型观察。

1)前列腺:辨认前列腺位于盆腔内膀胱与尿生殖膈之间。观察其形态呈前后稍扁的栗子形,质硬,呈灰红色。后面较平坦,在正中线上有一纵行浅沟,为前列腺沟。近底的后缘处,有一对射精管穿入,与前列腺的排泄管均开口于尿道前列腺部的后壁上。

2)精囊腺:精囊为一对长椭圆形的囊状器官,位于膀胱底的后方、输精管壶腹的外侧。

3)尿道球腺:尿道球腺是一对豌豆大的球形腺体,位于会阴深横肌内,腺的排泄管细长,开口于尿道球部。

(4)阴囊:取阴囊标本,结合模型观察阴囊的层次、内容及形态。阴囊为一皮肤囊袋,位于阴茎的后下方。阴囊的皮肤薄而柔软,色素沉着明显。在切口处辨认皮肤深面的肉膜,含有平滑肌。

(5)阴茎:在阴茎外形标本和模型上观察阴茎的形态。辨认阴茎头、体和根3部分。在阴茎头游离端,辨认呈矢状位较狭窄的尿道外口。

阴茎皮肤较薄,查认自颈处向前反折游离,形成包绕阴茎头的阴茎包皮。阴茎头腹侧中线上,连于尿道外口下端与包皮之间的皮肤皱襞,为包皮系带。

海绵体:阴茎由2个阴茎海绵体和1个尿道海绵体组成。阴茎海绵体左、右各一个,为两端细的圆柱体;尿道海绵体位于阴茎海绵体的腹侧,中部呈圆柱形,前端膨大为阴茎头,后端膨大为阴茎根,尿道贯穿于全长。

(6)男性尿道:在男性盆部正中矢状切面标本和模型上,观察男性尿道起自膀胱的尿道内口,止于尿道外口,实测其长度。观察尿道通过前列腺实质的部分为前列腺部,此部有射精管的开口和前列腺排泄管的开口;通过尿生殖膈的部分为膜部,此部最短并狭窄;通过尿道海绵体的为海绵体部,此部最长。辨认后尿道和前尿道的划分。

在标本上查认男性尿道的3个狭窄部位,分别是尿道内口、膜部和尿道外口,其中尿道外口最狭窄;3个扩大部位是前列腺部、尿道球部和尿道舟状窝;2个弯曲分别为耻骨下弯和耻骨前弯,注意其与耻骨联合的位置关系,将阴茎向上提起,耻骨前弯可以消失。

2. 女性生殖系统　在女性内生殖器解剖标本和女性盆腔解剖标本上,结合模型和挂图观察。

(1)卵巢:辨认髂内、外动脉夹角处的卵巢窝,卵巢位于其窝内。观察其外形呈扁卵圆形,依次指认上下两端、内外两面、前后两缘,其中前缘有卵巢的血管、神经和淋巴管出入,即卵巢门。检查卵巢表面是否光滑,有过排卵的卵巢表面凹凸不平。

(2)输卵管:输卵管是由子宫两侧向外后延伸的一对管道,依次查认:①输卵管子宫部;②输卵管峡;③输卵管壶腹;④输卵管漏斗。

(3)子宫:子宫位于盆腔中部,膀胱与直肠之间,呈前后稍扁、倒置的梨形。成年女性的子宫,呈轻度前倾前屈位。查认子宫底、子宫体、子宫颈3部,查认子宫颈阴道部和子宫颈阴道上部。

子宫内腔狭窄,分为上、下两部。上部位于子宫体内,为子宫腔,冠状切面呈倒置的三角形;下部在子宫颈内,呈梭形,为子宫颈管。

子宫的韧带。有4对韧带和盆底肌的承托对子宫起固定作用。查认子宫的韧带:子宫阔韧带、子宫圆韧带、子宫主韧带和骶子宫韧带。

(4)阴道:检查阴道上端围绕子宫颈阴道部,形成一个环形间隙,称阴道穹。辨认阴道穹分为前部、后部和两个侧部,以后部最深。检查阴道后穹上方的毗邻关系,是腹膜腔的直肠子宫陷凹。观察阴道口,检查有无处女膜痕。

(5) 女阴:取女性外生殖器标本,结合模型观察女性外生殖器的组成、位置。阴阜为耻骨联合前方的皮肤隆起,皮下脂肪丰富。在阴道口和尿道口两侧有两对纵行皮肤皱襞:大阴唇在外侧,较肥厚;小阴唇在内侧,较薄、小而光滑。左、右小阴唇间的裂隙为阴道前庭,此区前部有尿道外口,后部有阴道口。阴蒂为海绵状结构,位于尿道外口的前方,表面盖以阴蒂包皮。

3. 乳房　取乳房解剖标本,结合模型观察乳房的位置及结构。

乳房位于胸前部,胸大肌及其筋膜的表面,上起自第 2~3 肋,下至第 6~7 肋,内侧至胸骨旁线,外侧可达腋中线。乳头平第 4 肋间隙或第 5 肋。查认乳房的中央有乳头,其顶端有输乳管的开口。乳头周围颜色较深的环形区域为乳晕。

在显露乳腺的模型上观察乳腺,乳腺分为 15~20 个乳腺叶,每一乳腺叶有一排泄管,为输乳管。乳腺叶和输乳管围绕乳头呈放射状排列。乳房皮肤与乳腺深面的胸筋膜之间,连有许多纤维组织小束,为乳房悬韧带(Cooper 韧带),对乳房起固定作用。

【实验报告】
1. 叙述为什么输精管结扎后对男性第二性征无影响。
2. 解释前列腺肥大时会出现什么症状。体检时可从何处触摸到前列腺?
3. 叙述男性尿道的分部及形态特点(三个狭窄、三个扩大和两个弯曲)。
4. 叙述女性生殖系统的组成。
5. 叙述输卵管的分部及结扎和受精部位。
6. 叙述子宫的形态、分部、位置和固定装置。
7. 解释临床上为何经阴道穹后部,向直肠子宫陷凹作诊断性穿刺。
8. 解释施行乳房脓肿切开引流时,为何以乳头为中心,呈放射状切开。

(袁海华)

实验四十二　呼吸、泌尿、生殖系统组织

【实验目的】
1. 观察气管与主支气管的组织结构,辨认黏膜、黏膜下层、外膜。
2. 观察肺的组织结构,辨认肺内各级支气管以及肺呼吸部。
3. 观察肾单位各部分的结构特点,观察球旁细胞、致密斑。
4. 观察睾丸的结构,辨认精原细胞、初级精母细胞、次级精母细胞、精子细胞、精子以及睾丸间质细胞。
5. 观察卵巢的皮质和髓质,观察卵泡,辨认卵泡各个阶段的特点。
6. 观察子宫,辨认子宫壁各层次特点及内膜分期。

【实验材料】
1. 组织切片　①气管切片;②肺切片;③肾切片;④睾丸切片;⑤卵巢切片;⑥子宫切片。
2. 呼吸、泌尿、生殖器官微细结构挂图。
3. 显微镜、擦镜纸等。

【参考教材】
《人体形态与机能》第八章呼吸系统、第九章泌尿系统和第十一章生殖系统。

【实验内容和方法】
1. 气管(HE 染色)
(1) 肉眼观察:气管切片,HE 染色。切片组织呈指环形,邻管腔的凹面为气管的黏膜面,

管壁深蓝色的结构是透明软骨。

（2）低倍镜观察：由内向外依次观察黏膜、黏膜下层和外膜3层结构。①黏膜表面的上皮为假复层纤毛柱状上皮，上皮深面的结缔组织是固有层；②黏膜下层位于黏膜外侧，由疏松结缔组织构成，与固有层没有明显的分界，注意观察由腺上皮围成的气管腺；③外膜较厚，由透明软骨和疏松结缔组织构成。

（3）高倍镜观察：主要观察上皮细胞和气管腺。①假复层纤毛柱状上皮：观察并辨认4种不同形态的细胞，观察该上皮的形态特征；②气管腺：注意辨别2种类型的腺泡，由细胞核圆形、细胞质染色深的细胞围成的是浆液性腺泡，由细胞核扁圆、细胞质染色浅的细胞围成的是黏液性腺泡。

2. 肺（HE染色）

（1）肉眼观察：肺切片，HE染色。标本组织呈蜂窝状，染红色，有大小不等的空隙，初步确定是不同断面的肺内支气管。

（2）低倍镜观察：肺实质分导气部和呼吸部。

1）导气部：从肺叶支气管至终末细支气管。导气部管壁结构的变化规律：①上皮由假复层纤毛柱状上皮→单层纤毛柱状上皮或单层柱状上皮；②杯状细胞、腺体由多→少→消失；③"C"形软骨环由完整→不完整→消失；④平滑肌相对增多→完整的一层（细支气管）。

肺叶支气管和肺段支气管因数量特少，在切片中较少而不易找到。切片中偶尔可以找到少量的小支气管，主要特征是管壁完整，黏膜上皮为假复层纤毛柱状上皮，有纤毛，黏液腺极少，外膜中的软骨形成一些零星的软骨块；细支气管数量增多，管壁完整而薄，上皮为假复层向单层柱状过渡，纤毛逐渐消失，无软骨，无腺体，有完整的环行平滑肌层。

2）呼吸部：从呼吸性细支气管至肺泡。①呼吸性细支气管：数量较多，管壁因有较多的肺泡管和肺泡开口而略显不完整，管壁层次不分明，上皮为单层立方状，上皮外有少量平滑肌细胞；②肺泡管：由肺泡围成，管壁的自身结构少，肺泡开口处有平滑肌环绕，形成结节状膨大；③肺泡囊：几个肺泡共同开口处，无结节状膨大；④肺泡：呈多面形囊泡状，切面上所见到的囊泡状结构都是肺泡，相邻肺泡之间的结构为肺泡隔。

（3）高倍镜观察：主要观察肺泡上皮和肺泡隔。①肺泡上皮：Ⅰ型细胞多见，细胞扁而阔，切面很薄，不易观察，偶尔可见细胞核，呈扁平状。肺泡壁上极少见到Ⅱ型细胞，其呈较大的立方形，凸向肺泡腔；②肺泡隔：肺泡与肺泡之间的薄层结缔组织，其内可见丰富的毛细血管网，普通染色中不易观察出弹性纤维，偶尔可见肺巨噬细胞、成纤维细胞和肥大细胞等；③尘细胞：位于肺泡隔或肺泡腔内，体积较大，细胞质内可见到被吞噬的黑色灰尘颗粒。

3. 肾（HE染色）

（1）肉眼观察：肾切片，HE染色。切片组织呈红色，染色深的边缘部为肾皮质，染色浅中间部的为肾髓质。

（2）低倍镜观察：分别观察肾皮质和肾髓质。①肾皮质：染色较深，由球状结构及大小不等的管腔断面组成，球形结构即肾小体，包括血管球和肾小囊两部分，管腔为近曲小管或远曲小管的断面；②肾髓质：染色较浅，可见大量的管腔断面，主要为髓袢、集合管、血管的纵横断面。

（3）高倍镜观察：先选择肾皮质，观察肾小体和周围的肾小管曲部；再选择肾髓质，观察髓袢、集合管。

肾小体：血管球染成红色，盘曲成一团，偶尔见该血管分别连接入球微动脉和出球微动脉。肾小囊分内外两层：外层为单层扁平上皮；内层因紧贴血管球的外面，故与血管内皮很难分清。内外两层之间的透亮腔隙为肾小囊腔。

近曲小管：管径大但管腔小，上皮细胞为单层立方形，细胞质染成粉红色，细胞界限不清。游离面可见刷状缘，使管腔小而腔面很不规则。

远曲小管：与近曲小管相比，管径细而管腔大，上皮细胞为单层立方形，细胞质染成浅红色，游离面无刷状缘，细胞界限较清晰。远曲小管在靠近肾小体血管极的一侧，细胞变得高而密，细胞核圆形，染色浅，排列紧密，位于细胞的顶部，此即致密斑。

髓袢、集合管：在髓质中观察，近端小管直部与近曲小管结构相似，只是细胞稍低、刷状缘稍疏；远端小管直部与远曲小管结构则更为相近；细段管壁薄，由单层扁平上皮构成，细胞核突向管腔，细胞质染成淡红色；集合管管腔较大，由单层立方形或低柱状上皮构成，细胞核圆形，居中，细胞界限清楚。另外，要注意区分血管内皮和管腔上皮。

4. 睾丸（HE染色）

（1）肉眼观察：睾丸切片，HE染色。切片组织呈卵圆形，染红色。

（2）低倍镜观察：睾丸外面的一层致密结缔组织是白膜，表面有间皮；白膜增厚处为睾丸纵隔，内有不规则的腔隙，是睾丸网；纵隔伸入实质，将睾丸分隔成许多睾丸小叶，其内有大小不等的生精小管断面；生精小管间有少量结缔组织和细胞，构成睾丸间质。

生精小管：管径较粗，管壁较厚的是生精小管，其上皮由数层细胞组成，可见基底部细胞附着于基膜，游离部细胞围成管腔。生精小管之间有细胞体较大的嗜酸性细胞，为间质细胞。

选择一个着色较好的生精小管，调至显微镜视野中央，换高倍镜观察。

（3）高倍镜观察：观察生精细胞和支持细胞。

1）生精细胞：观察其不同发育时期的形态特点。①精原细胞：附着于基膜上，细胞圆形，体积较小，细胞核圆，染色较深；②初级精母细胞：在精原细胞的内侧，常排列2~3层，体积最大，呈圆形，细胞核大；③次级精母细胞：在初级精母细胞的内侧，体积似精原细胞，细胞核圆形，染色较深，因很快进入第2次成熟分裂，故在切片上不易见到；④精子细胞：位于小管腔面，数量多，细胞体积小，细胞核圆形，染色深；⑤精子：在管腔内或支持细胞游离面可以看到，呈蝌蚪状，头部小，呈梨形，染色很深，尾部不易见到。

2）支持细胞：单层排列，数量少，呈高锥体形，基部紧贴基膜，顶部伸达管腔，体积很大，细胞轮廓不清，细胞核呈不规则形，位于细胞基部，染色浅，有明显的核膜和核仁。由于细胞轮廓不清楚，通常根据细胞核的特点来判断。

3）睾丸间质细胞：在睾丸间质中寻认观察，常单个或成群分布，细胞圆形或椭圆形，细胞质嗜酸性，细胞核大而圆，位于细胞中央，核仁明显。

5. 卵巢（HE染色）

（1）肉眼观察：卵巢（猫）切片，HE染色。切片组织呈卵圆形，染紫红色。周边致密部分为皮质，中央较疏松的部分为髓质。

（2）低倍镜观察：卵巢表面覆有单层扁平或立方上皮，其深面是致密结缔组织构成的白膜。在卵巢的周边部观察卵巢的皮质，可见处于不同发育阶段的卵泡和卵泡之间的结缔组织。

1）原始卵泡：位于白膜深面，数量多，体积小，中央有一较大的初级卵母细胞，周围有一层扁平的卵泡细胞。

2）初级卵泡：体积稍大，中央为初级卵母细胞，细胞核圆、染色浅、核仁明显，表面有红色均质的透明带。细胞周围为单层立方、柱状或多层的卵泡细胞。

3）次级卵泡：首先辨认卵泡内由卵泡细胞逐渐围成的空腔，是卵泡腔，随着卵泡的继续生长，卵泡腔也随之不断增大。在卵泡的一端，有一个凸入卵泡腔的隆起，即卵丘，由初级卵母细胞与周围的一些卵泡细胞组成，紧贴卵细胞表面的一层放射状排列的柱状卵泡细胞为放射冠。密集排列在卵泡腔周围的数层卵泡细胞，为颗粒层，构成卵泡壁。颗粒层外面的结缔组织增生，成为卵泡膜，内层含有较多的多边形或梭形的膜细胞及丰富的小血管，外层纤维成分较多，血管及细胞少见，有时可见少许平滑肌细胞。

4）成熟卵泡：突向卵巢表面，卵泡腔很大，粒层相应变薄。切片上很少见到，由于卵泡腔特大,相对很小的卵丘,在切片上就更难发现。

6. 子宫(HE 染色)

（1）肉眼观察：子宫(增生期)切片,HE 染色。整体染红色。染紫红色部分是子宫内(黏)膜;染红色的部分是子宫肌层。内膜略厚的组织是分泌期子宫的,稍薄的是增生期子宫的。

（2）低倍镜观察：取增生期子宫,由内向外依次观察。①内膜：察看上皮是单层柱状上皮,深面的固有层内有管状子宫腺和数量不等的血管,偶尔可见子宫腺上皮与内膜上皮相续;②肌层：由很厚的平滑肌组成,血管丰富;③外膜：多为由结缔组织和间皮构成的浆膜。

（3）高倍镜观察：重点观察子宫内膜。先看单层柱状上皮,可见纤毛细胞和无纤毛的分泌细胞;在固有层中进一步辨认子宫腺的单层柱状上皮。

【实验报告】

1. 绘制低倍镜下肺呼吸部结构图,标注相应结构名称。

2. 绘制高倍镜下肾皮质结构彩图,标注相应结构名称。

3. 观察睾丸的组织结构,说出精子的产生过程。

4. 观察卵巢切片,说出生长卵泡的结构特点。

5. 子宫壁结构分哪三层？增生期子宫内膜有何特点？

(袁海华)

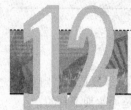

第十二章

神 经 系 统

实验四十三 脊 髓

【实验目的】

1. 观察脊髓的位置及其外形。比较脊髓节段与椎骨的对应关系。

2. 观察脊髓灰质、白质的分布，辨认灰质的前角、侧角和后角。

3. 观察脊髓白质的分部，观察白质中主要传导束的位置。

【实验材料】

1. 脊髓的标本。

2. 脊髓和脊神经的模型。

3. 脊髓的外形和内部结构挂图。

【参考教材】

《人体形态与机能》第十二章神经系统第三节中枢神经系统的形态结构。

【实验内容和方法】

1. 脊髓的位置与外形　在脊髓的标本、模型和挂图上观察辨认脊髓的结构。

(1) 观察中枢神经系统整体图片：可见脊髓呈前后稍扁的圆柱体，全长上部有颈膨大，下部有腰骶膨大，向下渐渐缩小成脊髓圆锥，再向下延伸为一根细长的终丝。

(2) 脊髓表面的沟和裂：在脊髓解剖模型上观察，腹侧面可见正中较深的前正中裂及其两侧一对较浅的前外侧沟；背侧面可见正中较浅的后正中沟及其两侧一对较浅的后外侧沟。其横切面可见中央管。在脊髓节段解剖模型上可见自脊髓前外侧沟走出的前根；自后外侧沟进入的后根；同一节段的前根和后根在椎间孔处汇合成脊神经。后根在与前根汇合之前，于椎间孔处有膨大的脊神经节。

2. 脊髓节段及其与椎骨的对应关系　由上而下观察标本、模型和挂图，脊髓节段的序数与椎骨的序数不完全对应，确认两者的对应变化。

3. 脊髓的内部结构　在脊髓横断面上观察脊髓的内部结构，辨认其分部，可见位于中央颜色较深为灰质，周围颜色较浅的部分为白质，灰质中纵贯脊髓全长的为中央管。

(1) 灰质：辨认每侧灰质前端膨大部分的前角、后端较窄细部分的后角和在脊髓胸段灰质的前后角之间一有个向外突出的侧角。思考前角、后角和侧角内有何性质的神经元。

(2) 白质：包括前正中裂与前外侧沟之间的前索、后正中沟与后外侧沟之间的后索以及前、后外侧沟之间部分的外侧索。在前索和外侧索中辨认出皮质脊髓前束、皮质脊髓侧束、脊髓小脑前束、脊髓小脑后束、脊髓丘脑前束和脊髓丘脑侧束；在后索中辨认出薄束和楔束；辨认出紧贴灰质表面的固有束等。思考上述各束属何性质的纤维束。

【实验报告】

1. 简述脊髓的位置及其外形。

2. 解释脊髓节段；脊髓节段与椎骨的对应关系有何临床意义？

3. 简述脊髓灰质的神经元及其功能。

4. 简述白质中主要传导束的名称、位置、走行和性质。

5. 绘制脊髓横切面简线图。

（韩中保）

实验四十四　脑干、小脑、间脑

【实验目的】

1. 观察脑干外形,辨认脑干的腹侧面和背侧面的结构。

2. 观察脑干内脑神经核、非脑神经核的位置和形态;观察脑干内的主要上、下行传导束的走行位置。

3. 观察小脑外形,辨认小脑的分部和主要结构。

4. 观察间脑的位置、分部,辨认各部的主要结构。

【实验材料】

1. 脑干、小脑、间脑的标本。

2. 脑干、小脑、间脑放大模型、脑干脑神经核电动模型。

3. 脑干、小脑、间脑的彩色挂图。

【参考教材】

《人体形态与机能》第十二章神经系统第三节中枢神经系统的形态结构。

【实验内容和方法】

1. 脑干

(1) 脑干的外形:取脑模型将左、右两半分开,从内侧面观察。可见脑干呈柱状,上方为间脑,大部被大脑半球覆盖,下方连脊髓,脑干的背侧、大脑后下方为小脑。脑干自下而上依次为延髓、脑桥、中脑。

1) 腹面观:观察中脑、脑桥、延髓的分界线。延髓腹侧的主要标志:锥体、锥体交叉、橄榄及前外侧沟内附着的后四对脑神经根。延髓脑桥沟内附着展神经、面神经、前庭蜗神经,脑桥基底部外侧端附着三叉神经根,中脑的大脑脚的脚间窝内有动眼神经。

2) 背侧面:延髓下部结构有后正中沟、沟两侧膨大的薄束结节、楔束结节、外上方的小脑下脚(此三者构成第四脑室底的下界);延髓上部中央管敞开形成第四脑室底的下部。脑桥中央管敞开形成第四脑室底的上部。脑桥和延髓借第四脑室髓纹分隔。观察中脑,可见上、下丘以及下丘下方走出的滑车神经。

3) 与脑干相连的脑神经:分 3 个步骤观察。第一,在延髓的前外侧沟中自上而下有舌咽神经(Ⅸ)、迷走神经(Ⅹ)、副神经(Ⅺ),锥体与橄榄之间有舌下神经(Ⅻ);第二,在脑桥的小脑中脚根部有三叉神经(Ⅴ),在延髓与脑桥界沟中从内向外依次有展神经(Ⅵ)、面神经(Ⅶ)和前庭窝神经(Ⅷ);第三,在中脑的大脑脚内侧有动眼神经(Ⅲ),背侧下丘下方有滑车神经(Ⅳ)。

(2) 脑干的内部结构:在脑干神经核模型上观察,在传导路的模型上观察内侧丘系、脊髓丘系、三叉丘系、外侧丘系、皮质核束、皮质脊髓束。

1) 脑神经核:①一般躯体运动核:动眼神经核、滑车神经核、展神经核、舌下神经核;②特殊内脏运动核:三叉神经运动核、面神经核、疑核和副神经核;③一般内脏运动核:动眼神经副核、上泌涎核、下泌涎核、迷走神经背核;④内脏感觉核:孤束核;⑤一般躯体感觉核:三叉神经中脑核、脑桥核及脊束核;⑥特殊躯体感觉核:前庭神经核、耳蜗前核和耳蜗后核。

2) 非脑神经核:在脑干电动模型或玻璃模型中观察薄束核、楔束核、下橄榄核、脑桥核、红核、黑质。

3）白质：观察内侧丘系、脊髓丘系、三叉丘系、外侧丘系、皮质核束、皮质脊髓的走行、位置。

2. 小脑　在小脑离体标本、小脑切面标本或模型上观察。

（1）小脑的外形：小脑表面可看见许多平行的浅沟，沟与沟之间的部分称为小脑叶片。小脑的上面前 1/3 与中 1/3 交界处有一呈"V"的深沟称原裂，小脑的下面凸隆近蚓部处左右各一的膨大处称小脑扁桃体。小脑可分为中央卷曲如环的缩窄称小脑蚓，两端膨大称小脑半球。

（2）小脑的分叶：下蚓的前端为小结，小结向两侧伸出的白质带是绒球脚，其末端与绒球相连。绒球、绒球脚和小结合称为绒球小结叶（原小脑），绒球小结叶借其后方的后外侧裂与小脑其余部分相隔。在小脑上面前、中 1/3 之间的深裂为原裂，它由上蚓延向两侧的小脑半球。原裂前方的部分称为前叶（旧小脑）。位于原裂之后的小脑其余部分，称为后叶（新小脑）。

（3）小脑内部结构　小脑皮质、髓质、齿状核、栓状核、球状核、顶核。

（4）第四脑室：在脑的正中矢状切面上观察第四脑室的位置构成和交通。结合脑干模型观察第四脑室的顶和底。第四脑室的顶：顶尖部是小脑、顶的前部为前（上）髓帆、顶的后部为后（下）髓帆及第四脑室脉络组织。第四脑室的底：呈菱形又称菱形窝，窝底的结构被中央的正中沟和两侧的界沟分隔，二沟之间的突起称内侧隆起，界沟外侧称外侧隆起。内侧隆起被第四脑室髓纹分为上下两部分，上部靠近第四脑室髓纹的突起称面神经丘（深方有展神经核），下部有两个三角，位于内上方的为舌下神经三角（深方有舌下神经核），外下方的为迷走神经三角（深方有迷走神经背核）；外侧隆起在髓纹上的三角形隆起为前庭区（深方有前庭神经核），前庭区外侧端为听结节（深方有耳蜗神经核）。

3. 间脑　在脑干的模型上观察间脑的位置、分部各丘脑上的主要形态特征。

（1）背侧丘脑：卵圆形的灰质块，前端窄的隆起称丘脑前结节、后端膨大称丘脑枕、外侧贴内囊、内侧面游离构成第三脑室的侧壁的上分，借助下丘脑沟与下丘脑分界。

在背侧丘脑模型上查认：正中裂、板内核、内侧核、前核、背外侧核、腹前核、腹外侧核、腹后内、外侧核和内、外侧膝状体核。

（2）后丘脑：位于丘脑枕后下方的一对卵圆形结构分别为内侧膝状体（与下丘臂相连）和外侧膝状体（视束后端）。

（3）上丘脑：位于第三脑室顶，包括松果体、缰三角、丘脑髓纹。

（4）下丘脑：在脑底面上观察。包括视交叉、灰结节、漏斗、灰结节后方一对乳头体、漏斗下方接垂体。

（5）底丘脑：不易见到。

（6）第三脑室：位于两侧背侧丘脑和下丘脑间的狭窄腔隙，前方借左、右室间也与侧脑室相通，后方借中脑水管与第四脑室相通，顶部为第三脑室脉络组织，底部为乳头体、灰结节和视交叉。

【实验报告】

1. 简述脑干分部、主要的结构。

2. 简述脑干内脑神经核及其功能。

3. 简述脑干内主要上、下行传导束及与脊髓内上、下行传导束的关系。

4. 简述小脑的分部、功能及损伤后表现。

5. 简述背侧丘脑的分部和功能。

6. 下丘脑位于何处？其主要结构有哪些？

（韩中保）

实验四十五　端　脑

【实验目的】

1. 观察大脑的形态,辨认大脑半球的分叶及各叶的主要沟回。
2. 观察端脑内部大脑皮质、髓质、基底神经核和侧脑室的分布概况。
3. 观察尾状核、豆状核、杏仁体、屏状核的位置、形态。
4. 观察内囊的位置、分部和各部主要的纤维束。
5. 观察大脑皮质功能区定区。

【实验材料】

1. 离体端脑表面标本、脑剖面标本、脑水平切面标本。
2. 端脑的相关模型。
3. 大脑半球的外形和内部结构的挂图。

【参考教材】

《人体形态与机能》第十二章神经系统第三节中枢神经系统的形态结构。

【实验内容和方法】

1. 外形和分叶　在半球的上外侧面指认外侧沟和中央沟,在内侧面上指认顶枕沟。在中央沟以前为额叶,中央沟以后至顶枕沟上端至枕前切迹的连线以前为顶叶,外侧沟以下为颞叶,外侧沟深方为岛叶,顶枕沟以后为枕叶。

2. 主要沟回　在大脑半球的外侧面、内侧面和底面观察。

(1) 外侧面:中央沟与中央前沟之间的中央前回,中央前沟以前的部分被与半球上缘平行的额上沟和额下沟分为额上回、额中回和额下回。中央沟与中央后沟之间的中央后回,中央后沟以后的部分被与半球上缘平行的顶内沟分为顶上小叶和顶下小叶,其中顶下小叶又被分为围绕外侧沟末端的缘上回和围绕颞上沟末端的角回。颞叶被与外侧沟平行的颞上沟和颞下沟分为颞上回、颞中回和颞下回,颞上回上壁埋入外侧沟的三条脑回称颞横回。

(2) 内侧面:枕叶借顶枕沟至枕叶后端的距状沟分为上方的楔叶和下方的舌回。半球的内侧面中央弓形的白质板为胼胝体,其上方的沟称胼胝体沟,与胼胝体沟平行的称扣带沟,而沟之间为扣带回。扣带回中份上端有中央前、后回转向脑的内侧面形成的中央旁小叶。扣带回转到脑底面延续为海马旁回(海马旁回前端为沟),海马旁回内侧由扣带沟延续而成的海马沟,此沟上端为齿状回(其外侧位于侧脑室下角底壁上的弓状隆起称为海马)。海马结构(海马+齿状回)+海马旁回+扣带回等构成边缘叶。

(3) 脑底面:观察嗅球、嗅束、嗅三角。

3. 边缘系统　在大脑半球内侧面,隔区、扣带回、海马旁回、海马和齿状回等几乎围绕胼胝体一圈,共同组成边缘叶。边缘叶加上与它联系密切的皮质和皮质下结构如杏仁体、隔核、下丘脑、上丘脑、丘脑前核和中脑被盖的一些结构等,共同组成边缘系统。

4. 大脑的内部结构　在端脑的水平面、冠状面的标本和模型上观察。

(1) 大脑皮质功能定位:①第一躯体运动中枢:中央前回中央旁小叶前部;②第一躯体感觉中枢:中央后回中央旁小叶后部;③听觉中枢:颞横回;④视觉中枢:枕叶距状沟两侧;⑤语言中枢:运动性语言中枢(额下回后部)、书写中枢(额中回后部)、听觉性语言中枢(缘上回)、视觉性语言中枢(角回)。

(2) 基底核:利用模型明确大脑基底核的相互位置关系,在脑的水平切面和冠状切面上辨认尾状核、豆状核(包括壳和苍白球)、杏仁体及屏状核。

(3) 大脑的髓质:脑的水平切面观察内囊(位置、形态、分部)。内囊位于尾状核、背侧丘脑与豆状核之间。在半球水平切面上,内囊呈开口向外侧的"<"形折线。内囊分为3部:①内囊前肢,较短,位于豆状核与尾状核之间;②内囊后肢,较长,位于豆状核与背侧丘脑之间;③内囊膝,位于前后脚相交处。内囊后肢按其部位分为3部,即位于豆状核与背侧丘脑之间的丘脑豆状核部;位于豆状核后方的豆状核后部和位于豆状核后分下方的豆状核下部。注意在端脑的水平切面上观察内囊的纤维成分及其位置。

5. 侧脑室 脑的水平切面和正中矢状面上观察侧脑室的位置、形态、分部及交通。侧脑室位于半球内,左、右各一,形状不规则,可分为中央部、前角、后角和下角四部。中央部位于顶叶内;前角伸向额叶;后角伸入枕叶;下角伸至颞叶内。侧脑室经左、右室间孔与第三脑室相通。

【实验报告】
1. 简述端脑的主要沟、回、叶。
2. 简述端脑内部大脑皮质、髓质、基底神经核和侧脑室的分布概况。
3. 简述大脑皮质的主要功能区。
4. 简述基底核功能。
5. 简述内囊的位置、分部、主要纤维及损伤后表现。

(韩中保)

实验四十六 脑和脊髓的被膜、血管、脑脊液的产生和循环

【实验目的】
1. 观察脊髓、脑被膜的性质、包被概况、各层形成的主要结构。
2. 观察脑动脉的来源、主要分支分布、脑底动脉环的位置和形成。
3. 观察脑室系统各部及其连通。
4. 观察脑脊液循环。

【实验材料】
1. 脑和脊髓的被膜的标本、模型。
2. 脑和脊髓的血管的标本和模型。
3. 脑室的标本、模型。
4. 脑和脊髓的被膜、血管、脑脊液的产生和循环的挂图。

【参考教材】
《人体形态与机能》第十二章神经系统第三节中枢神经系统的形态结构。

【实验内容和方法】
1. 脑和脊髓的被膜
(1)脊髓的被膜:从外向内依次有硬脊膜、蛛网膜、软脊膜(紧贴脊髓的表面),观察他们的特点。硬脊膜上端附着于枕骨大孔边缘,下端在S_2椎骨以下包绕终丝附着于尾骨的背面,两侧包绕脊神经出椎间孔移行为脊神经的被膜。蛛网膜位于硬脊膜深方的半透明薄膜,在脊髓的下端包绕终丝。软脊膜紧贴脊髓的表面,在脊神经前、后根之间形成齿状韧带。椎管内观察三层被膜之间的间隙:终池、硬膜外隙的形成及内容。
(2)脑的被膜:在离体的脑被膜上观察大脑镰和小脑幕的位置形态,观察硬脑膜静脉窦的位置及交通情况。在颅底带硬脑膜的标本上观察海绵窦的位置,通过的内容及交通。在上矢状窦附近观察蛛网膜颗粒。在脑的表面观察软脑膜。

2. 脑和脊髓的血管
(1)脑的血管:在脑的标本上观察营养脑的血管的走行、分支和分布。

1) 椎动脉：来源于锁骨下动脉，向上穿 $C_{6\sim1}$ 颈椎横突孔和枕骨大孔入颅腔，行于脑桥延髓沟时左、右汇合在一起，改名叫基底动脉，上行于基底沟，于脑桥上缘延续为左、右大脑后动脉两终支。在行经途中沿途发出分支到脊髓脑桥小脑及内耳等处。

2) 颈内动脉：起于颈总动脉，上行穿颈脉管入颅腔，经海绵窦至前床突内侧，进入蛛网膜下腔。其主要分支：①大脑前动脉，前行经视交叉前方转入大脑内侧面行于胼胝体沟内，观察两侧大脑前动脉之间的前交通动脉；②大脑中动脉，向外行于外侧沟内，分布于半球外侧面大部分；③后交通动脉，连于大脑后动脉和颈内动脉的末端。

3) 大脑动脉环：在大脑底的标本上观察大脑动脉环的位置构成。

4) 脑的静脉：观察挂图，复习脑的静脉回流。

（2）脊髓的血管：结合挂图，复习脊髓的血管。

3. 脑脊液的产生及其循环　利用脑脊液循环电动模型，观察脑脊液的生成及其循环。脑脊液主要由脑室脉络丛产生，少量由室管膜上皮和毛细血管产生。由侧脑室脉络丛产生的脑脊液经室间孔流至第三脑室，与第三脑室脉络丛产生的脑脊液一起，经中脑水管流入第四脑室，再汇合第四脑室脉络丛产生的脑脊液一起，经第四脑室正中孔和两个外侧孔流入蛛网膜下隙，脑脊液再沿蛛网膜下隙流向大脑背面，经蛛网膜粒渗透到硬脑膜窦（主要是上矢状窦）内，回流入血液中。

【实验报告】
1. 简述脑和脊髓的被膜。
2. 解释硬膜外隙和蛛网膜下隙。
3. 简述脑动脉来源及分布特点。
4. 简述脑脊液的产生及其循环途径。

（韩中保）

实验四十七　脊　神　经

【实验目的】
1. 观察颈丛的组成、位置及主要分支和分布。
2. 观察臂丛的组成、位置及主要分支和分布。
3. 观察肋间神经的行程及分布。
4. 观察胸、腹壁皮神经的节段性分布。
5. 观察腰丛的位置、组成、分支和分布。
6. 观察骶丛的位置、组成、分支和分布。

【实验材料】
1. 颈丛、臂丛、肋间神经、胸腹壁皮神经、腰丛和骶丛的标本。
2. 颈丛、臂丛、肋间神经、胸腹壁皮神经、腰丛和骶丛的模型。
3. 脊神经分支分布的彩色挂图。

【参考教材】
《人体形态与机能》第十二章神经系统第四节周围神经系统的形态结构。

【实验内容和方法】
1. 脊神经构成、分部和纤维成分　利用脊神经构成模型观察组成脊神经前、后根的纤维性质。
2. 脊神经的典型分支
（1）脊神经干很短，出椎间孔后立即分为 4 支：①脊膜支，细小，经椎间孔返回椎管，分布于脊髓被膜和脊柱的韧带；②交通支，为连于脊神经与交感神经节之间的细支；③后支，为混合

95

性，较细，经相邻椎骨横突之间或骶后孔向后走行，分布于脊柱附近的结构；④前支，混合性，粗大，分布于躯干前外侧及四肢的皮肤和骨骼肌。

（2）观察颈、胸、腰、骶和尾神经的对数，寻认它们穿出椎管的部位及发出的前、后支、交通支；观察除 2~11 胸神经的前支外，其他神经前支分别组成的颈丛、臂丛、腰丛和骶丛的位置。

3. 颈丛　在头颈标本上于胸锁乳突肌上方观察颈丛的组成（C₁~C₄前支）。于胸锁乳突肌后缘中点处观察浅出的颈丛皮支（枕小神经沿胸锁乳突肌后缘上行、耳大神经沿胸锁乳突肌上份的前面上行、颈横神经沿胸锁乳突肌表面横行向前、锁骨上神经分三组行向颈根部）；观察膈神经经前斜角肌前方下行于锁骨下动、静脉之间入胸腔，继而经肺根前行向膈。

4. 臂丛　在前斜角肌外侧观察臂丛的根（C₅~C₈、T₁前支）、干、股、束（内侧束、外侧束、后束），其三束经锁骨中点深方入腋窝，分别行于腋动脉的内侧、后方和外侧。

（1）肌皮神经：来自臂丛的外侧束，经腋动脉的外侧行向外穿喙肱肌入肱二头肌深方，在肘关节外上，经肱二头肌与肱肌之间浅出，改名为前臂外侧皮神经。观察该肌行经途中发出三肌支分布于臂肌前群、皮支分布于前臂外侧的皮肤。

（2）正中神经：外侧根来自臂丛外侧束，内侧根来自臂丛内侧束，二根于腋窝腋动脉的外侧汇合在一起称正中神经，该神经在臂部伴肱动脉行于肱二头肌内侧沟，于肘前行于肱动脉的内侧，向下穿旋前圆肌入前臂前区，行于指浅屈肌深方，于腕前掌长肌与桡侧腕屈肌肌腱之间经腕管入手掌。观察该肌行经途中发出肌支支配前臂除肱桡肌、尺侧腕屈肌以及指深屈肌尺侧半以外的其余肌，支配手掌除拇收肌以外的鱼际肌以及第一、二蚓状肌；观察该神经发出的皮支分布于手掌桡侧2/3、桡侧三个半指掌面的皮肤。

（3）尺神经：来自臂丛的内侧束，经肱动脉的内侧至臂中点处离开动脉进入臂后区，经肱骨内上髁后方的尺神经沟后，穿尺侧腕屈肌入前臂前区，于该肌深方下行，于腕关节上方 5cm 处发出手背支后，主干经豌豆骨桡侧入手掌。观察该肌行经途中发出肌支支配尺侧腕屈肌和及指深屈肌尺侧半、拇收肌以及第三、四蚓状肌、所有的骨间肌；观察该神经发出的皮支分布于手掌尺侧1/3、尺侧一个半指掌面的皮肤、手背尺侧半、尺侧两个半指背面的皮肤。

（4）桡神经：来自臂丛的后束，伴肱深动脉于桡神经沟内下行，在肱骨外上髁上方肱肌与肱桡肌之间分为浅、深两支，浅支经肱桡肌深方下行至前臂下部转向手背（分布于手背外侧半、外侧两个半指背面的皮肤），深支穿旋后肌支配前臂后区大部分肌肉。

（5）腋神经：来自臂丛的后束，经肱骨外科颈行向三角肌深方。发出肌支支配三角肌和小圆肌，皮支经三角肌后缘浅出，分布于三角肌表面的皮肤。

（6）其余的分支：胸长神经、胸背神经、前臂内侧皮神经、臂内侧皮神经、胸内侧神经、胸外侧神经等。

5. 胸神经前支　肋间神经皮支较难保留，参照挂图复习其分布规律。

6. 腰丛　腹后壁腰大肌深方由 T₁₂前支的一部分、L₁~L₃前支、L₄前支的一部分组成，其主要分支以腰大肌为中心观察。前方穿出的生殖股神经（经腰大肌表面下降）；外侧穿出的神经由上向下是髂腹下神经、髂腹股沟神经、股外侧皮神经、股神经（前二者行于腰方肌前面，穿腹横肌和腹内斜肌于腹外斜肌腱膜深方前行。股外侧皮神经经腹股沟韧带外侧端的深方进入大腿分布于大腿外侧的皮肤）；腰大肌内侧穿出的神经为闭孔神经。

（1）闭孔神经：沿盆腔侧壁下降穿过闭膜管进入大腿内侧群肌之间，肌支支配大腿内收肌，皮支管理大腿内侧上部的皮肤。

（2）股神经：沿腰大肌和髂肌之间经腹股沟韧带深方进入股三角，发出肌支支配股四头肌和缝匠肌，皮支分布至大腿前部和内侧下部的皮肤，其终支为隐神经（与股动、静脉伴行入收肌管，于管下端潜出伴大隐静脉下行，分布于小腿的内侧和足内侧缘的皮肤）。

7. 骶丛　盆正中矢状切面上观察骶丛的位置、组成(腰骶干、骶尾神经的前支),其分支经梨状肌上、下孔穿出盆腔,从梨状肌上孔穿出的神经为臀上神经,从梨状肌下孔穿出的神经从外侧向内侧为股后皮神经(分布到大腿后面的皮肤)、坐骨神经、臀下神经和阴部神经。

(1)臀上神经:支配臀中肌和臀小肌。

(2)臀下神经:支配臀大肌和阔筋膜张肌。

(3)阴部神经:经坐骨小孔进入坐骨肛门窝,分布到会阴部的结构。

(4)坐骨神经:臀大肌深方经坐骨结节和股骨大转子连线的中点稍内侧下行,经股二头肌长头的深方下降至腘窝上角,分为胫神经和腓总神经两支。坐骨神经在股部的分支支配大腿后群肌。

胫神经:于腘窝中线上腘静脉的浅面下行至腘窝下角进入小腿后区,于小腿三头肌深方伴胫后血管下降,至内踝后方转入足底分为足底内、外侧神经。该神经沿途发出分支支配小腿后群肌、足底肌,皮支分布到小腿后面的皮肤和足底的皮肤。

腓总神经:在腘窝沿股二头肌内侧下降,经腓骨头后方绕腓骨颈外侧,穿腓骨长肌起始部的深方,分为腓浅神经和腓深神经两终支。腓浅神经与腓骨长短肌之间下降,于小腿外侧中下1/3交界处浅出,经外踝的后方至足背。该神经的肌支支配腓骨长短肌,皮支分布足背的大部分皮肤和除第1、2趾相邻趾缘以外的趾背的皮肤。腓深神经穿趾长伸肌进入小腿前区,伴胫前血管行于趾长伸肌与胫骨前肌之间下行,继而行于拇长伸肌与趾长伸肌之间,于外踝前方伴足背动脉行向足背,该神经发出肌支支配小腿前群肌和足背肌,皮支分布到第1、2趾相邻趾缘的皮肤。

【实验报告】

1. 说出脊神经的组成、性质、纤维成分、主要分支及分布规律。

2. 颈丛皮支的浅出点位于何处? 颈丛肌支是什么神经? 分布到何处?

3. 臂丛的组成及主要分支有哪些? 归纳上肢主要肌肉的神经支配。

4. 归纳手皮肤的神经支配。

5. 胸、腹前外侧壁肋间神经的皮支的分布有何规律?

6. 说出腰丛的位置、组成及主要分支。

7. 说出骶丛的位置、组成及主要分支。

8. 小结大腿肌和小腿肌的神经支配。

(韩中保)

实验四十八　脑　神　经

【实验目的】

1. 观察12对脑神经连脑部位、出入颅的部位、行程、分支和分布。

2. 观察第 Ⅴ、Ⅶ、Ⅸ、Ⅹ 对脑神经的神经节的位置。

【实验材料】

1. 12对脑神经的相关标本。

2. 12对脑神经的连脑部位、分支、分布的模型。

3. 12对脑神经的彩色挂图。

【参考教材】

《人体形态与机能》第十二章神经系统第四节周围神经系统的形态结构。

【实验内容和方法】

1. 12对脑神经的连脑部位　在端脑、脑干模型上观察12对脑神经连脑的位置。

2. 12对脑神经出入颅的部位　在硬脑膜的颅底标本上观察12对脑神经出入颅时经过的

孔或裂；查认动眼神经、滑车神经、上颌神经及展神经在海绵窦处的位置关系。

3. 动眼、滑车、展神经　示教各眼外肌及支配眼外肌的神经，并追踪三条神经出脑处，经海绵窦穿眶上裂进入眼眶。

4. 三叉神经　在去掉下颌支的面侧深区、颞骨岩部前端找到三叉神经节，向后追踪该神经出入脑处、向前追踪由该神经节前端发出的三大分支。

（1）眼神经：经海绵窦穿眶上裂入眶发出泪腺支。主干前行为额神经出眶后，分为眶上神经和滑车上神经。

（2）上颌神经：经圆孔入翼腭窝（在该窝内该神经下方连有翼腭神经节），前行经眶下裂入眶，改名叫眶下神经，经眶下沟、眶下管、眶下孔穿出。沿途发出上牙槽前、中、后神经。

（3）下颌神经：经卵圆孔出颅腔入颞下窝（在卵圆孔的下方该神经的内侧有耳神经节），立刻发出咀嚼肌支分布到咀嚼肌，其余大多为感觉支。①舌神经：行向舌，在起始处不远有面神经的鼓束以锐角的形式加入，在舌神经和下颌下腺之间有下颌下神经节。②下牙槽神经：位于舌神经的后方，经下颌孔入下颌管穿颏孔而出改名为颏神经。该神经发出的分支主要有下颌舌骨肌支（分布到下颌舌骨肌和二腹肌前腹）、下牙槽神经丛。③耳颞神经：在下颌神经出卵圆孔后向后发出前后两支夹持脑膜中动脉后汇合而成，向后进入腮腺于腮腺上缘浅出后分布于耳前和颞区的皮肤（来源于岩小神经的副交感纤维换元后随耳颞神经分支分布于腮腺）。④颊神经：分布到颊部的皮肤和黏膜。

5. 面神经　延髓脑桥沟内找出面神经，经内耳门入内耳道，进入面神经管经茎乳孔穿出，行于腮腺实质内，其主要分支有：

（1）鼓束神经：于面神经管内发出，经茎乳孔穿出后返回中耳鼓室，于岩鼓裂出颅，加入三叉神经的舌神经，随其分布到舌前2/3的味蕾；副交感纤维于下颌下神经节交换神经元后分布于下颌下腺和舌下腺。

（2）面肌支：从腮腺的上端前缘和下端穿出，分别有颞支、颧支、颊支、下颌缘支和颈支，支配面部表情肌。

6. 舌咽神经　经橄榄后沟出入脑，穿颈静脉孔出颅腔，于颈内动静脉之间下降，主要的分支有舌支（舌后1/3的黏膜和味蕾）、咽支（咽侧壁的肌肉）和颈动脉窦支（颈动脉窦和颈动脉小球）。

7. 迷走神经　经橄榄后沟出入脑，穿颈静脉孔出颅腔，于颈动脉鞘内颈内动脉、颈总动脉和颈内静脉之后下降进入颈根部，经锁骨下动静脉之间进入胸腔，左侧经主动脉弓的左前方下行于食管的前方，右侧沿气管的右侧下行于食管的后方，随后伴食管穿食管裂孔进入腹腔。该神经主要的分支有：

（1）喉上神经：颈部的主要分支。向内下走行分为喉内支和喉外支，分布到声门裂以上喉腔的黏膜和环甲肌。

（2）喉返神经：胸部的主要分支。左侧沟绕主动脉弓，右侧沟绕右锁骨下动脉，向上行于气管食管沟内，肌支分布到大部分喉肌，感觉支分布于声门裂以下喉腔的黏膜。

8. 副神经　观察该神经附着于橄榄后沟的颅根和起于颈脊髓节段的脊髓根，二根汇合后经颈静脉孔出颅，颅根加入其余脑神经，脊髓根经胸锁乳突肌深方后，入斜方肌，发出肌支支配二肌。

9. 舌下神经　经锥体和橄榄之间出脑，经舌下神经管出颅腔，于颈内动静脉之间下降，经二腹肌后腹深方弓行向内行向舌，分布到所有舌内肌和大部分舌外肌。

【实验报告】

1. 分布到舌的神经有哪些？各有何作用？
2. 穿海绵窦经眶上裂入眶的神经有哪些？
3. 支配眼肌的神经有哪些？各有何作用？

4. 分布到面部皮肤的神经有哪些？头肌有哪些神经支配？

5. 口腔三大唾液腺有哪些神经支配？这些神经元的内脏神经节是什么？

6. 分布到喉的神经有哪些？

7. 结合标本模型，说出12对脑神经的连脑部位、出入颅的部位。

（韩中保）

实验四十九　内　脏　神　经

【实验目的】

1. 观察交感神经和副交感神经的低级中枢及周围神经节的名称、位置。

2. 比较交感神经和副交感神经节前纤维的走行、节后纤维的分布范围。

【实验材料】

1. 颈、胸、腹、盆侧面观显示交感干的标本。

2. 自主神经电动模型、自主神经解剖模型、交感神经系统模型、植物性神经立体模型。

3. 交感神经、副交感神经分布模式图。

【参考教材】

《人体形态与机能》第十二章神经系统第四节周围神经系统的形态结构。

【实验内容和方法】

1. 交感神经　在标本、模型上观察交感神经走行、分布、交感神经节位置。

（1）中枢部：交感神经低级中枢位于脊髓第1胸节到第3腰节灰质侧角内。

（2）周围部：包括交感神经节、节前纤维和节后纤维。交感神经节按其所在部位分：①椎旁节，对称性地位于脊柱两侧，共有22~24对和一个奇节，经节间支连成两条交感干，上端达颅底，下端两干合并于尾骨前；②椎前节，位于脊柱的前方，包括腹腔神经节、主动脉肾神经节各一对，肠系膜上神经节和肠系膜下神经节各一个。

2. 副交感神经　在标本、模型上观察副交感神经走行、分布及神经节位置。

（1）中枢部：低级中枢位于脑干副交感核和脊髓骶副交感核内。

（2）周围部：包括副交感神经节、节前纤维和节后纤维。副交感神经节按其所在位置分：①器官旁节，位于所支配器官的附近（见Ⅲ、Ⅶ、Ⅸ、Ⅹ对脑神经）；②器官内节，位于所支配器官的壁内。

【实验报告】

1. 解释交感干（位置、构成、形态分布）。

2. 比较交感神经和副交感神经。

（韩中保）

实验五十　神经传导通路

【实验目的】

1. 观察躯干和四肢的浅、深感觉传导通路的构成。

2. 观察头面部浅感觉传导通路的构成。

3. 观察视觉传导通路的构成，观察瞳孔对光反射通路。

4. 观察运动传导通路的构成。

5. 比较上、下运动神经元损伤表现。

6. 观察锥体外系的构成。

【实验材料】

1. 感觉传导路和运动传导路的模型。

2. 感觉传导路和运动传导路的挂图。

【参考教材】

《人体形态与机能》第十二章神经系统第四节周围神经系统的形态结构。

【实验内容和方法】

1. 感觉传导通路

（1）躯干和四肢的本体觉、精细触觉传导通路：结合模型和挂图观察第 1 级神经元胞体位于脊神经节内，中枢突经后根进入脊髓，组成薄束和楔束上行至延髓；第 2 级神经元胞体即延髓的薄束核和楔束核，发出的纤维交叉至对侧组成内侧丘系，上行到达背侧丘脑；第 3 级神经元胞体在背侧丘脑腹后核，发出的纤维经内囊投射到大脑皮质中央后回上 2/3 和中央旁小叶后部躯体感觉区。

（2）躯干和四肢的痛、温度、触（粗）觉传导通路：结合模型和挂图观察第 1 级神经元胞体在脊神经节内，中枢突经后根进入脊髓，上升 1~2 个脊髓节段；第 2 级神经元胞体即脊髓后角联络神经元，发出的纤维交叉至对侧组成脊髓丘脑束，在脑桥和中脑沿内侧丘系外侧上升到达背侧丘脑；第 3 级神经元胞体在背侧丘脑腹后外侧核，发出的纤维经内囊投射到大脑皮质中央后回上 2/3 和中央旁小叶后部躯体感觉区。

（3）头面部的痛、温度、触觉（粗）传导通路：结合模型和挂图观察第 1 级神经元胞体位于三叉神经节内，其周围突分别组成三分支，分布于头面部的皮肤和黏膜，中枢突进入脑干；第 2 级神经元胞体即三叉神经感觉核群，发出的纤维交叉至对侧组成三叉丘系，在内侧丘系背侧上升到达背侧丘脑；第 3 级神经元胞体在背侧丘脑腹后核，发出的纤维经内囊投射到中央后回下 1/3 躯体感觉区。

（4）视觉传导通路：结合模型和挂图观察来自视网膜鼻侧半的纤维左、右相互交叉，构成视交叉，来自视网膜颞侧半的纤维不交叉，交叉的纤维和不交叉的纤维合成视束，到达后丘脑；第 3 级神经元胞体在外侧膝状体，发出的纤维组成视辐射，经内囊投射到枕叶距状沟上下缘视区。

2. 运动传导通路 包括锥体系和锥体外系。

（1）锥体系：包括皮质核束和皮质脊髓束。

1）皮质核束：结合模型和挂图观察上运动神经元胞体位于大脑皮质中央前回下 1/3，发出的纤维组成皮质核束，经内囊下行至脑干，陆续止于双侧脑神经运动核，但面神经核的下部（支配睑裂以下面肌）和舌下神经核（支配舌内、外肌）只接受对侧皮质核束的纤维。下运动神经元胞体即脑神经运动核，发出的纤维随脑神经分布到头、颈、咽和喉的骨骼肌。

2）皮质脊髓束：结合模型和挂图观察上运动神经元胞体位于中央前回上 2/3 和中央旁小叶前部，发出的纤维组成皮质脊髓束，经内囊下行聚成延髓锥体。在锥体交叉下方，大部分纤维左、右相互交叉，交叉后的纤维称皮质脊髓侧束，走在脊髓外侧索内；不交叉的纤维称皮质脊髓前束，走在脊髓前索内。皮质脊髓束双侧控制支配躯干肌的脊髓前角运动细胞，对侧控制支配上、下肢肌的脊髓前角运动细胞。下运动神经元胞体即脊髓前角内的运动细胞，发出的纤维随脊神经支配躯干和四肢的骨骼肌。

（2）锥体外系：利用锥体外系的模型及挂图，观察锥体外系的构成及主要通路。

1）皮质 - 纹状体 - 背侧丘脑 - 皮质环路：大脑皮质的额叶和顶叶发出纤维至新纹状体，由此发出纤维主要止于苍白球，苍白球发出纤维与背侧丘脑的腹中间核和腹前核联系，二核发出纤维投射到大脑皮质额叶躯体运动区，从而对发出锥体束的躯体运动区有重要的反馈调节作用。

2）皮质 - 脑桥 - 小脑 - 皮质环路：大脑皮质的额叶、顶叶、颞叶和枕叶发出纤维组成额桥束和顶枕颞桥束，通过内囊，经大脑脚底内侧 1/5 和外侧 1/5 下行止于同侧脑桥核，继而发出纤维越过中线组成对侧小脑中脚,主要止于新小脑皮质。以后的纤维联系及此环路的功能见小脑的纤维联系。

【实验报告】

1. 简述躯干、四肢的浅、深感觉传导通路的构成,不同部位损伤后的表现。
2. 简述视觉传导通路的构成,不同部位损伤后的表现。
3. 简述运动传导通路的构成、不同部位损伤后的表现。
4. 列表说明上、下运动神经元损伤表现的特征。
5. 简述锥体外系的构成。

(韩中保)

实验五十一 人体腱反射检查

【实验目的】

掌握人体腱反射的检查方法,加深对牵张反射的理解。

【实验原理】

牵张反射(stretch reflex),是骨骼肌受到外力牵拉而伸长时,反射性地引起受牵拉的同一肌肉收缩,包括腱反射和肌紧张两种类型,是人体最简单的躯体运动方式。腱反射(tendon reflex)是指快速牵拉肌腱时发生的牵张反射,表现为被牵拉肌肉迅速而明显地缩短,其感受器是肌梭,中枢在脊髓前角,效应器主要是肌肉收缩较快的快肌纤维成分,是体内唯一的单突触反射。正常情况下腱反射受高位中枢的下行控制。临床上常通过检查腱反射来了解神经系统的功能状态,如腱反射减弱或消失,常提示该反射弧的某个部分有损伤;而腱反射亢进,则提示高位中枢有病变或损伤。

【实验对象】

人。

【实验材料】

叩诊槌。

【实验内容】

1. 肱二头肌反射(屈肘反射) 受试者端坐位,检查者用左手托住受试者右肘部,左前臂托住受试者的前臂,并以左手拇指按于受试者的右肘部肱二头肌肌腱上,然后用叩诊槌叩击检查者自己的左拇指。正常反应为肱二头肌收缩,表现为前臂呈快速的屈曲动作(图12-1)。

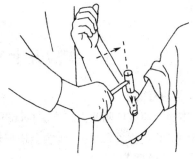

2. 肱三头肌反射(伸肘反射) 受试者上臂稍外展,前臂及上臂半屈成90°。检查者以左手托住受试者的前臂,然后用叩诊槌轻叩尺骨鹰嘴的上方 1~2 cm 处的肱三头肌肌腱。正常反应为肱三头肌收缩,表现为前臂呈伸展运动(图12-2)。

图 12-1 肱二头肌反射的检查方法示意图

3. 膝反射 受试者取坐位,双小腿自然下垂悬空。检查者以右手持叩诊槌,轻叩髌骨下方股四头肌肌腱。正常反应为小腿伸直动作(图12-3)。

4. 跟腱反射 受试者跪于椅子上,下肢于膝关节部位呈直角屈曲,踝关节以下悬空。检查者以叩诊槌轻叩跟腱。正常反应为腓肠肌收缩,足向跖面屈曲(图12-4)。

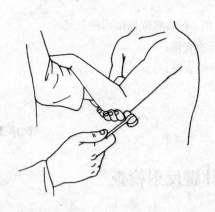

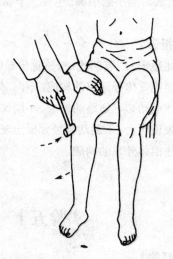

图 12-2　肱三头肌反射的检查方法示意图　　　　图 12-3　膝反射的检查方法示意图

【注意事项】

1. 检查者动作轻缓，消除受检者紧张情绪。

2. 受检者不要紧张，四肢肌肉放松。如果受试者精神或注意力集中于检查部位，可使反射受到抑制。此时，可用加强法予以消除。最简单的加强法是叫受试者主动收缩所要检查反射以外的其他肌肉。

3. 每次叩击的部位要准确，叩击的力度要适中。

【分析与思考】

1. 以膝反射为例，说明从叩击股四头肌肌腱到引起小腿伸直动作的全过程。

2. 脊休克时，腱反射将出现怎样的变化？为什么？

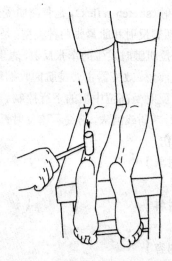

图 12-4　跟腱反射的检查方法示意图

（倪月秋）

实验五十二　大脑皮层机能定位

【实验目的】

本实验通过电刺激大脑皮层（cerebral cortex）运动区引起躯体运动效应，观察皮层运动区与肌肉运动的定位关系，进一步领会皮层运动区对躯体运动的调节作用。

【实验原理】

大脑皮层运动区是调节躯体运动机能的高级中枢。它通过锥体系和锥体外系下行通路，控制脑干和脊髓运动神经元的活动，从而控制肌肉运动。电刺激大脑皮层不同部位，能够引起躯体特定肌肉发生收缩。皮层运动区对肌肉运动的支配呈秩序排列，在人和高等动物的中央前回最为明显，称为皮层运动区机能定位或运动的躯体定位结构。在较低等的哺乳动物，如兔和大鼠，大脑皮层运动机能定位已具一定雏形。

【实验对象】

家兔。

【实验材料】

哺乳类动物手术器械,颅骨钻,咬骨钳,电子刺激器,银丝电极,兔解剖台,家兔头固定器,脱脂棉,纱布,丝线,骨蜡或明胶海绵,生理盐水,20%氨基甲酸乙酯溶液,烧杯,棉球,注射针头。

【实验内容】

1. 麻醉与固定　家兔称重后,用20%氨基甲酸乙酯溶液以5ml/kg从耳缘静脉注入。待麻醉后,让家兔俯卧并固定于解剖台上。

2. 开颅暴露大脑皮层　剪掉颅顶的兔毛,沿头部正中线,由两眉间至头后部切开皮肤,再用刀柄紧贴颅骨刮去骨膜,暴露颅骨缝标志。在冠状缝后,矢状缝旁开0.5cm处用颅骨钻在一侧钻孔开颅,并用咬骨钳逐渐将孔扩大,尽量充分暴露一侧大脑半球的后部(若有出血,可用纱布吸去血液后迅速用颅骨创口用骨蜡止血,皮层表面血管出血用明胶海绵止血。在接近颅骨中线和枕骨时,注意不要伤及矢状窦,以免大出血)。在裸露的大脑皮层处,用浸有生理盐水的温热纱布覆盖或滴几滴液状石蜡,以防止干燥。松解兔的头部和四肢。

3. 绘制一张皮层轮廓图,以备记录用。(图12-5)

4. 观察刺激大脑皮层运动区引起躯体运动　将银丝电与刺激器相连,按图12-5所示,用适宜强度的连续脉冲逐点刺激皮层不同区域(由前至后,由外至内),观察对侧肌肉运动反应,并要作详细记录。刺激参数:波宽0.1~0.2ms;强度10~20V;频率20~100Hz;每次刺激持续约5~10秒;每次刺激后休息约1分钟。

【注意事项】

1. 对兔的麻醉要适度,不能过深,也不能过浅,否则影响刺激效果。

2. 选择刺激参数要适中,强度不宜过大,频率不宜过高。

3. 手术时勿损伤冠状窦与矢状窦,避免大出血。

4. 因为刺激大脑皮层后,引起对侧肌肉收缩反应往往有一较长的潜伏期。所以,每次刺激需持续10秒以上,方可以确定有无反应。

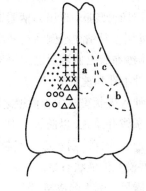

图12-5　兔大脑皮层的刺激效应区
a.中央后区;b.脑岛区;c.下颌运动区
○头;·下颌;△前肢;＋颜面肌和下颌;×前肢和后肢

【分析与思考】

1. 家兔大脑运动区的定位与人有何不同?

2. 大脑运动区定位有何功能特征?

(倪月秋)

实验五十三　去大脑僵直

【实验目的】

观察去大脑僵直现象,分析高位中枢对肌紧张的调节作用,验证脑干在调节肌紧张中的作用。

【实验原理】

中枢神经系统对伸肌的紧张性具有易化和抑制作用。正常时通过这两种作用使骨骼肌保持适当的紧张度，以维持身体的正常姿势。若在动物的上、下丘之间横断脑干，使大脑皮层运动区和纹状体等部位与网状结构的功能联系中断，则抑制屈肌紧张的作用减弱，而易化伸肌紧张的作用相对增强。动物表现出头尾昂起、四肢伸直、脊柱挺硬的角弓反张现象，称为去大脑僵直（decerebrate rigidity）。

【实验对象】

家兔。

【实验材料】

哺乳类动物手术器械，颅骨钻，咬骨钳，兔解剖台，家兔头固定器，脱脂棉，纱布，丝线，骨蜡或明胶海绵，生理盐水，20%氨基甲酸乙酯溶液，烧杯，棉球，注射针头。

【实验内容】

1. 麻醉 给家兔称重，用20%氨基甲酸乙酯溶液以5ml/kg从耳缘静脉注入。待麻醉后，让家兔俯卧并固定于解剖台上。

2. 颈部手术 将兔仰卧位固定于手术台上，剪去颈部的毛，沿颈部正中线切开皮肤，分离皮下组织及肌肉，暴露气管。在气管两侧分别找出两侧颈总动脉，分别穿线结扎，以防脑手术时出血过多。

3. 开颅 将兔转为俯卧并固定于解剖台上。剪掉颅顶的兔毛，沿头部正中线，由两眉间至头后部切开皮肤，再用刀柄紧贴颅骨刮去骨膜，暴露颅骨缝标志。在冠状缝后，矢状缝旁开0.5cm处用颅骨钻在一侧钻孔开颅，并用咬骨钳逐渐将孔扩大，尽量充分暴露大脑皮层（若有出血，可用纱布吸去血液后迅速用颅骨创口用骨蜡止血，皮层表面血管出血用明胶海绵止血。在接近颅骨中线和枕骨时，注意不要伤及矢状窦，以免大出血）。当骨创面达矢状缝时，用薄而钝的刀柄伸入矢状窦与颅骨内壁之间，将矢状窦与头骨内壁附着处小心分离；将矢状窦的前、后各穿一条线并结扎，以防大出血。然后用咬骨钳咬去另一侧颅骨，扩大开口，直至暴露整个大脑皮层及其沟回。用小镊子提起硬脑膜；用眼科剪作十字型切开，将脑膜向四周翻开，暴露脑组织，并滴几滴液状石蜡，以防止脑表面干燥。本实验也可在大脑皮层机能定位实验的基础上，继续暴露另一侧大脑皮层。

4. 横断脑干 松开动物四肢，左手将动物头托起，右手用手术刀柄从大脑两半球后缘轻轻向前拨开，露出四叠体（上丘较粗大，下丘较小）。在中脑的上、下丘之间，略向前倾斜，朝着颅底将脑干切断（图12-6）。可将棉球塞入切断处，以促进血凝，减少出血。

5. 观察家兔状态 使动物侧卧，几分钟内可见动物的躯干和四肢慢慢变硬伸直（前肢比后肢更明显），头后仰，尾后翘，呈角弓反张状态，这就是去大脑僵直的典型表现（图12-7）。明显的僵直现象后，在下丘稍后再次切断脑干，观察肌紧张变化。

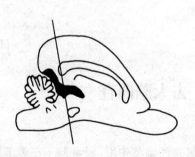 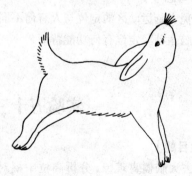

图12-6 去大脑僵直实验的脑干切断线　　　　图12-7 去大脑僵直

第十二章 神经系统

6. 处死动物。

【注意事项】

1. 对兔的麻醉要适度,不能过深,以免影响去大脑僵直现象出现。

2. 手术时勿损伤冠状窦与矢状窦,避免大出血。

3. 横断脑干时手术刀柄一定要插到颅底,方向要准确。若切割部位太低,可损伤延髓呼吸中枢,引起呼吸停止;反之,横切部位过高则可能不出现去大脑僵直现象。

【分析与思考】

家兔产生去大脑僵直的机制是什么?

(倪月秋)

实验五十四　损伤小白鼠一侧小脑效应的观察

【实验目的】

通过观察毁损小白鼠一侧小脑后肌紧张失调和平衡功能障碍现象,加深对小脑功能的理解。

【实验原理】

小脑(cerebellum)是调节姿势和躯体运动的重要中枢,分为前庭小脑、脊髓小脑和皮层小脑。它接受来自运动器官、平衡器官和大脑皮层运动区的信息,发出传出信息,经丘脑至皮层运动区,与大脑皮层构成了有关的环路联系。小脑损伤后会发生躯体运动障碍,主要表现为身体失衡、肌张力增加或减退及共济失调。

【实验对象】

小白鼠。

【实验材料】

哺乳动物手术器械一套,鼠手术台,大头针,棉球,纱布,200ml烧杯,乙醚,小镊子。

【实验内容】

1. 术前观察　麻醉之前首先要注意观察小白鼠的姿势、肌张力以及运动的表现。

2. 麻醉　将小白鼠罩于烧杯内,放入一块浸有乙醚的棉球使其麻醉,待动物呼吸变为深慢且不再有随意活动时,将其取出,俯卧位于鼠手术台上。

3. 手术　剪除头顶部的毛,用左手将头部固定,沿正中线切开皮肤直达耳后部。用刀背向两侧剥离颈部肌肉及骨膜,暴露颅骨,透过颅骨可见到小脑。

4. 观察　用大针头垂直穿透一侧小脑顶尖骨(坐标点为人字缝下1mm,矢字缝旁2mm)(图12-8),首先进行浅破坏——进针深度约2mm,刺破颅骨后立即取出针头用棉球压迫止血,待动物清醒后观察其姿势、肌紧张度,行走时有无不平衡等现象,以及动物是否向一侧旋转或翻滚。然后进行深破坏——进针深度约3mm,在小脑范围内左右搅动以破坏小脑,取出针头用棉球压迫止血,待动物清醒后观察上述项目。

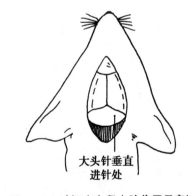

图12-8　破坏小白鼠小脑位置示意图

5. 将实验用完的小白鼠拉断颈椎处死后弃之。

【注意事项】

1. 麻醉程度要适当,注意观察动物的呼吸变化,避免过深造成的死亡,手术过程中如动物苏醒,可随时用乙醚追加麻醉。

2. 捣毁小脑时不可刺入过深，以免伤及中脑、延髓或对侧小脑，也不能过浅，小脑未被损失，反而成为刺激作用。

【分析与思考】

1. 一侧小脑损伤会导致动物躯体运动和站立姿势发生何种变化？为什么？

2. 小脑有哪些功能？

（倪月秋）

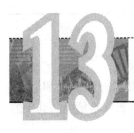

第十三章

感 觉 器 官

实验五十五　视　　器

【实验目的】

1. 观察眼球壁的层次,辨认各层的结构。

2. 观察眼球内容物。

3. 观察眼睑、结膜、泪器、眼外肌等眼副器结构。

4. 观察眼外肌的位置,做出眼外肌的运动。

5. 观察眼的血管。

【实验材料】

1. 眼球及眼附器的标本。

2. 眼球及眼附器的模型。

3. 眼的血管标本。

4. 视器彩色挂图。

【参考教材】

《人体形态与机能》第十三章感觉器官第二节视觉器官。

【实验内容和方法】

1. 眼球　在眼球标本和模型上,观察眼球的外形和结构。

(1)眼球壁:眼球壁三层。

1)眼球纤维膜:依次观察角膜和巩膜。①角膜,约占外膜的1/6,无色透明,在活体观察其位置;②巩膜,巩膜约占外膜的5/6,乳白色,前缘连角膜,后部接视神经鞘。巩膜与角膜交界处的深面的一环形小管为巩膜静脉窦。

2)眼球血管膜:由前向后依次为虹膜、睫状体和脉络膜。①虹膜,居角膜后方,为棕褐色或棕黑色的圆盘状薄膜,其中央有一圆孔称瞳孔。观察虹膜内两种平滑肌,环绕瞳孔呈同心圆排列的称瞳孔括约肌,沿瞳孔呈放射状排列的称瞳孔开大肌。②睫状体,位于虹膜和脉络膜之间,为中膜的环形增厚部分,其内含有睫状肌。③脉络膜,位于睫状体后方,占中膜的后2/3,血管和色素细胞丰富,有营养和遮光作用。

3)视网膜:观察模型,辨认视神经盘、黄斑、中央凹。

(2)眼球内容物　眼球内容物包括房水、玻璃体和晶状体。

1)房水:位于眼房内。眼房位于角膜与晶状体之间的腔隙,被虹膜分隔成眼球前房和眼球后房,两者借瞳孔相通。观察虹膜角膜角。

在挂图上观察房水的产生及其循环途径:房水由睫状体产生→眼球后房→瞳孔→眼球前房→前房角→巩膜静脉窦→眼静脉。

2)晶状体:在虹膜和玻璃体之间观察晶状体,呈双凸透镜形。观察其特点:无血管、神经和淋巴管,有弹性,外包晶状体囊,其周缘借睫状小带连于睫状体。

3) 玻璃体:在晶状体和视网膜之间观察玻璃体。

2. 眼副器　包括眼睑、结膜、泪器和眼外肌等,依次指导学生进行观察。

(1) 眼睑:居眼球前方。依次在活体观察上睑、下睑、睑裂、内眦、外眦、睑缘、睫毛和泪点。在挂图上观察眼睑层次:眼睑由外向内依次为皮肤→皮下组织→肌层→睑板→睑结膜。其中的睑板呈半月形,内含睑板腺,睑板腺的导管开口于睑缘。

(2) 结膜:为无色透明的薄膜,富含血管。睑结膜位于眼睑内面的部分。球结膜贴附巩膜前面的部分。睑结膜和球结膜相互移行的部位为结膜穹,包括结膜上穹和结膜下穹。

(3) 泪器:在泪器的解剖标本上,观察泪腺的形态和位置;观察泪囊、泪点、泪小管和鼻泪管的位置。

泪器包括泪腺和泪道,泪道又包括泪小管、泪囊和鼻泪管。在眶内眼球外上方的泪腺窝寻找泪腺。在挂图上观察泪小管和起于上下睑缘的泪点,注意泪小管的走行。在眶内侧壁前缘寻找位于泪囊窝内的泪囊,在下鼻道寻找鼻泪管开口。

(4) 眼球外肌:在眼球外肌的解剖标本上,依次观察提上睑肌、上直肌、下直肌、内直肌、外直肌、上斜肌、下斜肌的位置。人体做出各肌的作用。

3. 眼的血管

(1) 动脉:在眼球模型或挂图上观察视网膜中央动脉,视网膜鼻侧上、下小动脉,视网膜颞侧上、下小动脉。在脉络膜上观察脉络膜动脉。

(2) 静脉:眼的静脉包括眼上静脉和眼下静脉。眼的静脉无静脉瓣,借内眦静脉等与面静脉相交通。

【实验报告】

1. 在活体指出:上睑、下睑、内眦、外眦、睑缘、睫毛、睑结膜、球结膜、结膜穹。

2. 眼球壁包括哪几层? 各有何结构?

3. 在模型上指出上直肌、下直肌、内直肌、外直肌、上斜肌、下斜肌、上睑提肌,并做出眼的运动。

4. 结合挂图,指出房水的产生部位及其循环途径。

(胡小和)

实验五十六　前庭蜗器

【实验目的】

1. 观察耳的分部及其排序关系。

2. 观察耳郭的形态结构、外耳道的形态与分部。

3. 观察鼓膜的形态、位置、分部。

4. 观察鼓室的构成及鼓室各壁的毗邻关系。

5. 观察听骨链的组成。

6. 观察内耳骨迷路的分部和形态,膜迷路的分部及各部的形态特点。

【实验材料】

1. 耳的标本。

2. 耳的模型。

3. 前庭蜗器相关挂图。

【参考教材】

《人体形态与机能》第十三章感觉器官第三节位听器官。

【实验内容和方法】

1. 外耳　外耳可分为耳郭、外耳道、鼓膜三部分。

（1）耳郭：耳郭由皮肤和弹性软骨组成，其主要结构包括耳垂、外耳门、耳屏，用手在活体触摸体会。

（2）外耳道：借助耳放大切开模型观察外耳道的软骨部和骨部，注意其走向，回顾检查外耳道和鼓膜时牵拉耳郭对成人和小儿采取的不同方法，成人→后上方；小儿→后下方。

（3）鼓膜：在模型上观察鼓膜的位置和鼓膜松弛部、紧张部、鼓膜脐、光锥等结构，比较松弛部和紧张部的差异，说明鼓膜穿孔通常发生于鼓膜的紧张部。

2. 中耳　中耳由前内向后外依次为咽鼓管、鼓室和乳突小房。在颞骨的锯开标本和耳的解剖标本上，观察以下内容：

（1）鼓室：依次观察鼓室六壁的组成及其毗邻、听小骨及听骨链。

1）上壁（盖壁）：上壁借鼓室盖（薄骨板）与颅中窝相毗邻。

2）下壁（颈静脉壁）：借薄骨板与颈内静脉起始部（乙状窦）相毗邻。

3）前壁（颈动脉壁）：与颈动脉管相邻，其上部有咽鼓管开口。

4）后壁（乳突壁）：向后借乳突窦与乳突小房相通。

5）内侧壁（迷路壁）：即内耳外侧壁，可见前庭窗和蜗窗，前庭窗大，呈卵圆形，又名卵圆窗，被镫骨底封闭，与前庭阶相通。蜗窗小，呈圆形，又名圆窗，被一层薄膜（第二鼓膜）封闭。

6）外侧壁（鼓膜壁）：由鼓膜构成，与外耳道相毗邻。

观察完毕后说明中耳炎即鼓室内黏膜的炎症，说明中耳炎的常见并发症及其与鼓室六壁的关系，如向上发展引起化脓性脑膜炎，向下发展引起乙状窦炎，向后发展引起乳突炎，向内发展引起迷路炎，向外发展引起鼓膜穿孔等疾病。

7）听小骨：位于鼓室内。听小骨由外向内依次为锤骨、砧骨和镫骨，锤骨连鼓膜，镫骨底封闭前庭窗。听骨链：锤、砧、镫三骨由外向内依次相连所构成的骨性链状结构。

（2）咽鼓管：观察咽鼓管的位置、形态及其通连。咽鼓管是连通鼻咽侧壁与鼓室之间管道。咽鼓管咽口位于鼻咽侧壁，平对下鼻甲后方，咽鼓管鼓室口在鼓室的前壁上部。小儿咽鼓管具有短、粗、走向水平三个特点。

（3）乳突小房：观察乳突小房的位置、形态和通连。乳突小房是位于颞骨乳突内无数彼此通连的蜂窝状含气小腔，向前借乳突窦与鼓室相通。

3. 内耳　在耳的解剖标本上和内耳模型上观察。首先指导学生观察内耳的位置、形态和组成，内耳位于颞骨岩部内，因其结构复杂，故名迷路，包括骨迷路和膜迷路。

（1）骨迷路：骨迷路由后外向前内依次分为骨半规管、前庭和耳蜗三部分。指导学生依次观察。

1）骨半规管：观察骨半规管的组成、形态结构。骨半规管包括前骨半规管、后骨半规管和外侧骨半规管，均呈半环形，彼此互相垂直。观察骨半规管两端形成的壶腹骨脚和单骨脚以及骨壶腹。注意前后骨半规管的单骨脚合并形成的总骨脚。

2）前庭：观察前庭的位置、形态、通连。

3）耳蜗：观察耳蜗的位置、形态、结构。

（2）膜迷路：位于骨迷路内。

1）膜半规管：观察膜半规管的形态、名称及其位置关系。在骨半规管内观察相应同名的前膜半规管、后膜半规管和外膜半规管，三者互相垂直。在骨壶腹内部观察相应膨大的膜壶腹，注意膜壶腹壁上隆起的与膜壶腹相互垂直的位觉感受器——壶腹嵴。

2）椭圆囊和球囊：观察椭圆囊和球囊的形态结构。二者均在前庭内，椭圆囊居后上方，其后壁上有5个孔与3个膜半规管相通；球囊居前下方，小于椭圆囊。椭圆囊和球囊壁内均有隆起，称椭圆囊斑和球囊斑，是位觉感受器。

3）蜗管：观察蜗管的位置、形态、通连。蜗管位于耳蜗内，其横断面呈三角形，可见上壁、下壁、外侧壁。上壁最薄,称前庭膜,分隔蜗管和前庭阶。下壁为基底膜,分隔蜗管和鼓阶,基底膜上有螺旋器,能感受听觉,故又名听觉感受器。外侧壁厚,富含血管,故名血管膜(血管纹),在挂图上为红色显示。

【实验报告】

　1. 简述鼓膜的分部及其结构。

　2. 鼓室有哪六个壁?其临床意义是什么?

　3. 简述听小骨的名称和位置,声波的传导方式。

　4. 简述小儿咽鼓管的特点及其临床意义。

　5. 在内耳的放大模型上指出骨半规管、前庭窗、蜗窗、骨螺旋管、壶腹嵴、椭圆囊斑、球囊斑、蜗管。

　6. 简述内耳四大感受器的名称和功能。

(胡小和)

实验五十七　瞳孔近反射和瞳孔对光反射

【实验目的】

　观察瞳孔近反射和瞳孔对光反射,了解产生的原理。

【实验原理】

　物体和眼球距离的变化,可通过反射性引起眼球内外肌的活动,使瞳孔的直径和两眼视轴的交角发生变化,从而保证了物体在两眼视网膜的相称部位形成清晰的像,前者称为瞳孔近反射,后者称为辐辏反射;射入眼内光线强度的变化也能反射性地引起瞳孔直径的变化,从而控制射入眼内的光量,称为瞳孔对光反射。

【实验对象】

　人。

【实验材料】

　手电筒等。

【实验内容】

　1. 瞳孔和视轴的调节　令受试者注视正前方远处的物体,检查者看清其瞳孔的大小。事先告知受试者,当物体移近时,眼睛必须紧跟注视物体。然后将物体由远处迅速向受试者眼前移动,在此过程中可观察到受试者的瞳孔逐渐缩小,同时两眼视轴向中间会聚。

　2. 瞳孔对光反射

　(1) 直接对光反射:在光线较暗处,用手电筒照射受试者的眼,观察该眼瞳孔的变化。

　(2) 间接对光反射:在鼻梁上用遮光板隔离照射眼球的光线,用手电筒照射一侧瞳孔,观察另一侧瞳孔变化。受试者两眼须直视远方,不可注视灯光,否则即引起前述的瞳孔调节。

【分析与思考】

　1. 受强光照射时瞳孔缩小有何意义?

　2. 瞳孔对光反射的中枢在哪里?有何重要的临床诊断价值?

(陈宝琅)

实验五十八　视力及视野测定和色盲检查

【实验目的】

　1. 学习视力测定的原理和方法。

2. 学习色盲检查方法,理解色觉缺失产生的原理。

3. 学习视野计的使用方法,以及正常人白、红、绿、黄各色视野的测定。

【实验原理】

视力又称视敏度,即识别两个光点间最小距离的能力,表现为辨别注视目标微细结构的能力。要感觉到注视目标的两点是否分开存在,视网膜上被两点刺激的视锥细胞之间至少要夹一个未受光刺激的视锥细胞。人们能辨别出两点间的最小距离时的视角(即两点发出的光线在眼球内节点处相交叉所构成的夹角)称为 1 分角。当视角为 1 分角时的视力为正常视力。

视力表就是根据视角的原理制成的。国内常用的国际标准视力表由 12 行"E"字构成。当受试者距视力表 5m 处观看第十行时,"E"字的第一缺口发出一光线恰在眼球内形成 1 分角。因此,凡在距 5m 处能辨认第 10 行"E"字缺口方向者,即为正常视力 1.0。根据公式:

$$\frac{受试者视力}{正常视力} = \frac{受试者辨认某字的最近距离}{正常视力辨认某字的最近距离}$$

视力表每行"E"字左侧数字即按上述公式推算求得。如在 5m 处只能辨认第一行最大"E"字,则视力为 0.1。

人眼视网膜含有分别对红、绿、蓝三种原色敏感的视锥细胞,产生色觉。若有哪种视锥细胞缺失或感光色素不足,则可出现相应色觉的色盲或色弱。

视野是指当眼球固定,注视前方一点时所能看到的空间范围。测定视野有助于了解视网膜、视觉传导路和视觉中枢的功能。

【实验对象】

人。

【实验材料】

视力表(远视力表),遮眼板,指示杆,米尺;色觉检查图谱;视野计,各色视标(白、红、黄、绿),铅笔,视野图纸等。

【实验内容】

(一)视力检查

1. 视力表悬挂处应光线充足,必要时可用人工照明。受试者距视力表 5m,视力表第 10 行应与眼同高。

2. 用遮眼板遮住一眼,按自上而下地顺序辨认视力表上的"E",直到不能辨认的一行为止。其前一行代表受试者视力。如第一行也不能辨认者,则嘱受试者向视力表方向逐渐移近,直至能辨认为止,记录此时受试者距视力表的距离,按上述公式推算出视力。

3. 如上法测得另一眼视力。

4. 给受试者戴一凸透镜,用同样方法分别测定两眼的视力。观察其视力是否较前差。令受试者向前走,看走到何处才能看清戴镜前所能看清的最小"E"。为什么?

(二)色盲检查

1. 检查时,将色盲检查图谱放在光线充足处。令受试者遮闭一眼,先查一眼的色觉。

2. 检查者依次打开色盲检查图谱,让受试者读出图上的数字、形状或线条,注意受试者回答是否正确。如发生错误,则按说明查阅色盲检查图谱中的说明,查出受试者属哪一类色盲。

3. 按上述方法再查另一眼色觉,并记录结果。

(三)视野测定

1. 观察视野计的结构图(图 13-1)并熟悉它的使用方法。

2. 将视野计对着充足的光线放好,让受试者把下颌放在托颌架上,眼眶下缘靠在眼眶托上,调整托颌架的高度,使受试眼恰与弧架的中心点位于同一水平。先将弧架摆在水平位置,

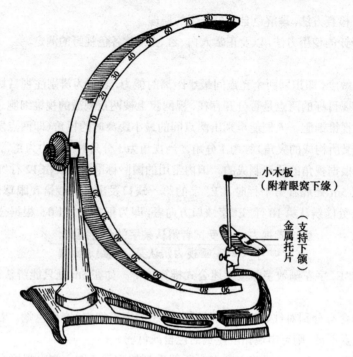

图 13-1 视野计的构造

遮住一眼，用另一眼注视弧架的中心。实验者从周边向中央慢慢移动弧架上插有白色纸片的视标架。随时询问受试者是否看到白色视标。当受试者回答看到时，就将视标移回一些，然后再向前移，重复试一次。待得出一致结果后，就将受试者刚能看到视标时视标所在点划在视野图线的相应经纬度上。用同样方法测出对侧能看到的视标点，将各测到的点均绘制在视野图纸的相应经纬度上。

3. 将弧架转动 45° 角，重复上述操作。如此继续下去，其操作四次，得出八个点，将视野图纸上的八个点连接起来就得出视野范围。

4. 依相同的操作方法，测定红、黄、绿各色视觉的视野。

5. 同样方法，测定另一眼的视野。

【分析与思考】

1. 如果两个光点发出的光照射在同一个视锥细胞上，这时眼还能分辨出是两个光点吗？

2. 做视野检查有何临床诊断价值？

（陈宝琅）

实验五十九 声波传导途径

【实验目的】

比较声音的空气传导和骨传导两种途径的特征，进而了解和掌握临床上常用的鉴别传音性耳聋与感音性耳聋的试验方法与原理。

【实验原理】

正常人内耳接受的声波刺激主要经由外耳、鼓膜和听小骨传入，即空气传导，这是声音的主要传导途径。声音亦可经由颅骨、耳蜗骨壁传入内耳，称为骨传导。但空气传导的效应远远大于骨传导。

【实验对象】

人。

【实验材料】

音叉(频率为 256 次/秒),橡皮锤,棉球,胶管等。

【实验内容】

1. 比较同侧耳的空气传导和骨传导(任内试验)

(1)室内保持肃静,受试者取坐位。检查者用橡皮锤敲响音叉后,立即将音叉柄置于受试者一侧颞骨乳突部。此时,受试者可听到音叉响声。以后,随时间推移,声音逐渐减弱。

(2)当受试者刚刚听不到声音时,立即将音叉移至其外耳道口,则受试者又可重新听到响声。反之,先置音叉于外耳道口处,当听不到响声时再将音叉移至乳突部,受试者仍听不到声音。这说明正常人气导时间比骨导时间长,临床上叫做任内试验阳性(+)。

(3)用棉球塞住同侧耳孔,重复上述实验步骤,则气导时间缩短,等于或小于骨导时间,临床上称为任内试验阴性(-)。

2. 比较两耳骨传导(魏伯试验)

(1)将发音的音叉柄置于受试者前额正中发际处,令其比较两耳的声音强度。正常人两耳声音强度相同。

(2)用棉球塞住受试者一侧耳孔,重复上项操作,询问受试者声音偏向哪侧?

(3)取出棉球,将胶管一端塞入耳孔,管的另一端塞入另一人耳孔。然后将发音的音叉置于受试者的同侧乳突上,另一人可通过胶管听到响声。这现象说明什么问题?

(4)根据上述实验现象,考虑如何鉴别传音性耳聋与感音性耳聋(表 13-1)。

表 13-1 传音性耳聋与感音性耳聋的鉴别

检查方法	结果	临床判断
任内试验	阳性(气导 > 骨导)	正常耳
	阴性(气导 < 骨导)	传音性耳聋
魏伯实验	两耳相同(两侧骨导相同)	正常耳
	偏向患侧	传音性耳聋
	偏向健侧	感音性耳聋

【注意事项】

1. 敲响音叉,用力不要过猛,切忌在坚硬物体上敲打,以免损坏音叉。

2. 音叉在处耳道口时,应使振动方向正对向外耳道口,并注意叉枝勿触及耳郭或头发。

【分析与思考】

1. 气导和骨导有何不同?

2. 用任内试验和魏伯实验怎样鉴别传音性耳聋和神经性耳聋?

(陈宝琅)

实验六十　豚鼠一侧迷路破坏效应

【实验目的】

本实验目的是观察迷路在维持身体姿势中的作用。

【实验原理】

内耳迷路中的前庭器官是感受头部空间位置与运动的器官,通过它可反射性地影响肌紧张,从而调节身体姿势平衡及运动协调。如果一侧受到破坏,在静止和运动时即失去正常的姿势与平衡的能力;由于眼外肌肌紧张障碍,还会发生眼球震颤。

【实验对象】

豚鼠。

【实验材料】

哺乳类手术器械一套,滴管,纱布,水盆,三氯甲烷等。

【实验内容】

1. 取一只豚鼠,观察动物的正常姿势、行走姿态和有无眼球震颤。

2. 将豚鼠侧卧位,一手抓住其耳郭,另一手用吸管吸取 0.5ml 三氯甲烷,向外耳道的深处注入,使三氯甲烷作用于半规管,消除其感受的作用,待 10~15 分钟后,观察豚鼠的姿势变化。与麻醉前比较,头开始偏向迷路麻醉的一侧,随即出现眼球震颤,并可持续 30 分钟之久,可见到动物偏向麻醉迷路侧做旋转运动。

【注意事项】

三氯甲烷剂量要适度,过量会造成动物麻醉死亡。

【分析与思考】

前庭器官与小脑有何功能联系?

(陈宝琅)

14 第十四章

人胚的早期发生

实验六十一　人胚的早期发生

【实验目的】

1. 观看受精的过程、受精的部位,理解受精的条件。

2. 观看植入的过程、植入的部位,理解受精的条件。

3. 观看卵裂的过程和胚泡的形成,辨认胚泡的结构。

4. 观看三胚层的发生的录像,理解三胚层的分化结构。

5. 观察蜕膜、胎膜及胎盘形态,辨认其结构。

6. 观察双胎、多胎和联体双胎的标本,理解其发生的过程。

【实验材料】

1. 胚泡的模型。

2. 胚胎标本、模型、录像资料。

3. 蜕膜、胎膜及胎盘的标本、模型和挂图。

【参考教材】

《人体形态与机能》第十四章人胚的早期发生。

【实验内容和方法】

1. 受精　观看模型、挂图,观看录像,掌握受精的过程和部位并思考受精的条件及意义。

精子与卵子结合形成受精卵的过程,称受精。机体能够正常受精,需满足以下条件:①生殖管道必须通畅;②必须有足够数量;③卵细胞处于第二次成熟分裂的中期是受精的基本条件;④两性生殖细胞在一定时间内相遇;⑤生殖管道具有适宜的内环境,女性的性激素水平正常。受精的部位在输卵管壶腹部。受精有如下意义:①受精决定性别;②受精标志着新生命的开始;③受精启动胚胎发育。

2. 植入　掌握植入的过程、部位并思考植入的时间和条件。胚泡侵入子宫内膜的过程,称植入。植入始于受精后第5~6天,完成于第11天左右。胚泡植入的部位,通常发生在子宫底或子宫体。胚泡和母体是遗传构成截然不同的个体,植入是胚泡和母体的子宫内膜相互识别、相互黏附、相互容纳的过程,受多种因素的调控和影响,受精卵必须发育到胚泡期,透明带及时消失;植入时子宫内膜必须处于分泌期;子宫腔内环境正常。具备以上条件,才能保证植入成功。

3. 观看录像,观察模型、标本,熟悉卵裂的过程和胚泡的形成,三胚层的发生,蜕膜的结构。了解三胚层的分化。

受精卵进行的细胞分裂,称卵裂。受精卵进行卵裂的同时,逐渐向子宫方向移动。在受精后72小时,受精卵分裂成12~16个细胞时,成为一实心的细胞团,形似桑葚胚。第四天,桑葚胚进入子宫腔。桑葚胚进入子宫腔,继续进行细胞分裂,当卵裂球的数目增至100个左右时,细胞之间出现一些小腔隙,然后互相融合成大腔,腔内充满液体,此时透明带溶解,胚呈囊泡状,称胚泡。随着胚泡的增大,胚泡与子宫内膜相贴,开始植入。

胚泡植入后的子宫内膜称蜕膜。根据蜕膜与胚泡的位置关系,通常将蜕膜分为三部分:①位于胚泡深层的底蜕膜;②覆于胚胎子宫腔面的,包蜕膜;③其余部分的蜕膜称壁蜕膜。

大约在受精后的第7天,胚泡未进入子宫内膜之前,内细胞群就已分化为两层细胞,为上胚层和下胚层,称二胚层胚盘。受精后第8天,上胚层细胞之间出现了一个充满液体的小腔,称羊膜腔,下胚层周缘的细胞增生并向腹侧延伸,形成一个由单层扁平细胞围成的,位于下胚层下方的囊,称卵黄囊。

胚胎发育至第3周,二胚层胚盘尾端中线处的上胚层细胞增生,形成一条纵行的细胞索,称原条。原条是胚盘进一步分化的组织中心。上胚层细胞增殖并通过原条在上、下胚层之间向周边迁移,形成上、下胚层之间的夹层,称中胚层。胚胎发育至第3周,形成三胚层胚盘。从第4周至第8周,三个胚层分化并形成各种组织和器官原基。

4. 胎膜 观看录像,了解胎膜的演变、发生,并思考其生物学意义。通过观察模型、挂图,熟悉胎膜的结构并思考其功能。结合模型和挂图观察胎盘的结构、胎盘屏障、胎盘血液循环并思考其功能。

胎膜是受精卵分裂分化所形成的胚体以外的附属结构,包括绒毛膜、羊膜、卵黄囊、尿囊和脐带。胎盘是由胎儿的丛密绒毛膜和母体子宫的底蜕膜紧密结合而构成的一个圆盘状结构,胎儿娩出后,胎盘和胎膜、蜕膜一起从子宫排出。

5. 双胎、多胎和联体双胎 双胎分双卵双胎和单卵双胎。一次娩出两个以上的新生儿,称多胎。发生原因可为单卵性、多卵性和混合性。联胎即联体双胎,来自两个未完全分离的单卵双胎。

【实验报告】

1. 简述受精的时间、地点、条件和意义。描述从受精卵到胚泡的演变过程。

2. 何谓植入? 植入后子宫内膜发生哪些变化?

3. 描述二胚层胚盘和三胚层胚盘的形成过程。

4. 描述卵黄囊、尿囊和羊膜囊发生、演变和生物学意义。

5. 描述绒毛膜的发生、演变和功能。

6. 试述脐带的形态结构和生理功能。

7. 试述胎盘的形态、构成、微细结构和生理功能。

8. 试述胎盘血液循环的特点、胎盘膜的构成和生理功能。

9. 联体双胎是如何形成的? 有哪些形式的联体双胎?

(秦 迎)

1. 朱大年，王庭槐．生理学．第8版．北京：人民卫生出版社，2013.
2. 况炜．机能学实验与实训指导．北京：人民军医出版社，2008.
3. 陈宝琅．生理学实验．北京：人民军医出版社，2010.
4. 白波，高明灿．生理学．第6版．北京：人民卫生出版社，2009.
5. 高明灿．生理学实验指导．西安：第二军医大学出版社，2007.
6. 李玉荣．机能实验学．北京：人民卫生出版社，2005.
7. 王光亮，司寒毅，丛波．生理学基础．武汉：华中科技大学出版社，2011.
8. 潘丽萍．生理学．第2版．北京：人民卫生出版社，2011.
9. 朱文玉．医学生理学．第2版．北京：北京大学医学出版社，2009.
10. 王瑞元．生理学．第2版．北京：人民卫生出版社，2013.
11. 朱启文．机能学．北京：科学出版社，2011.
12. 孙久荣，黄玉芝．生理学实验．北京：北京大学出版社，2005.
13. 任同明，付升旗．人体解剖实验学．西安：世界图书出版社，2006.
14. 刘星，汪剑威．系统解剖实验教程．北京：北京大学医学出版社，2010.